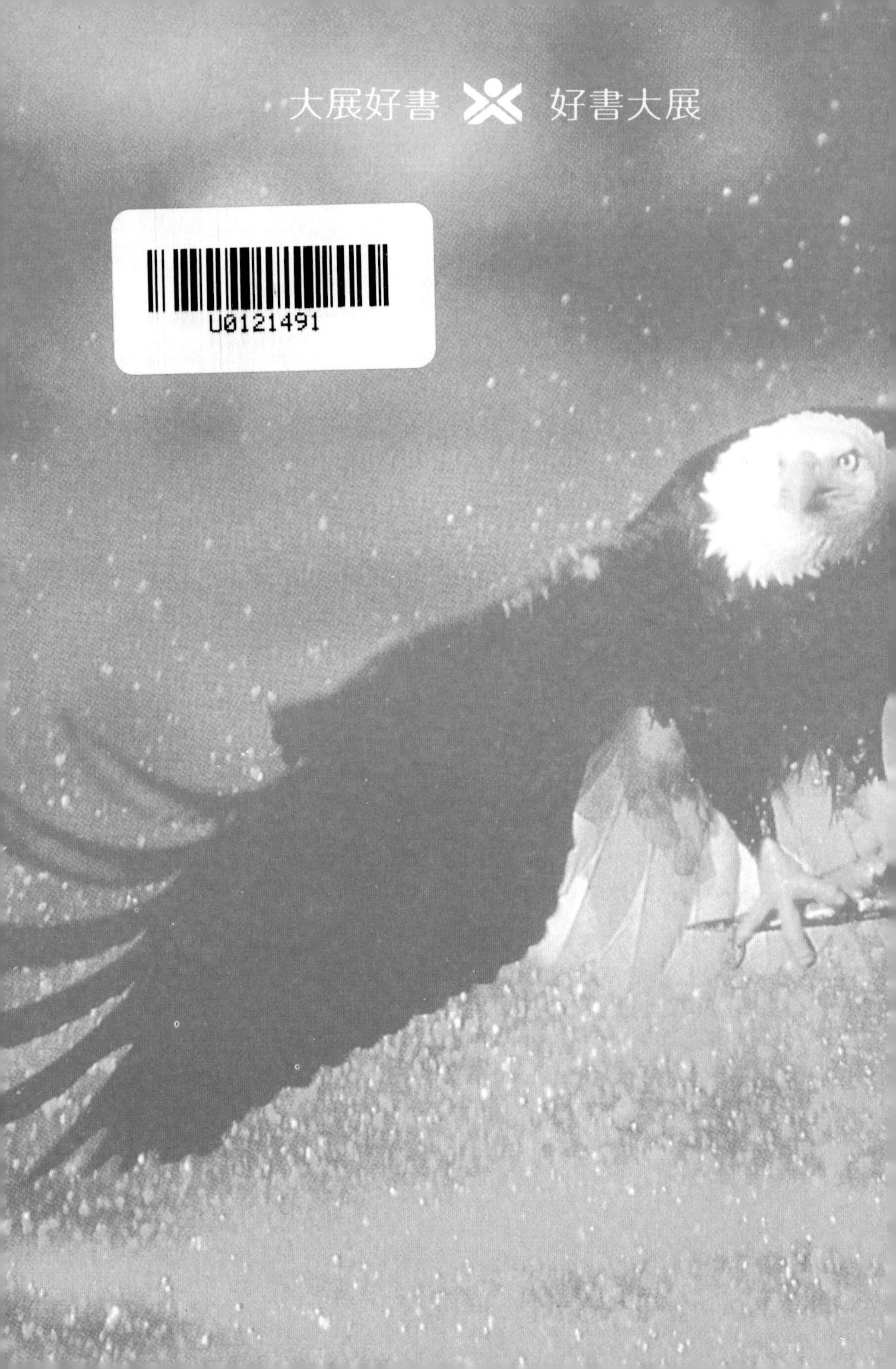
大展好書 好書大展

家庭醫學保健

15

左轉健康法

龜田修、山根悟／著

周碧珠／譯

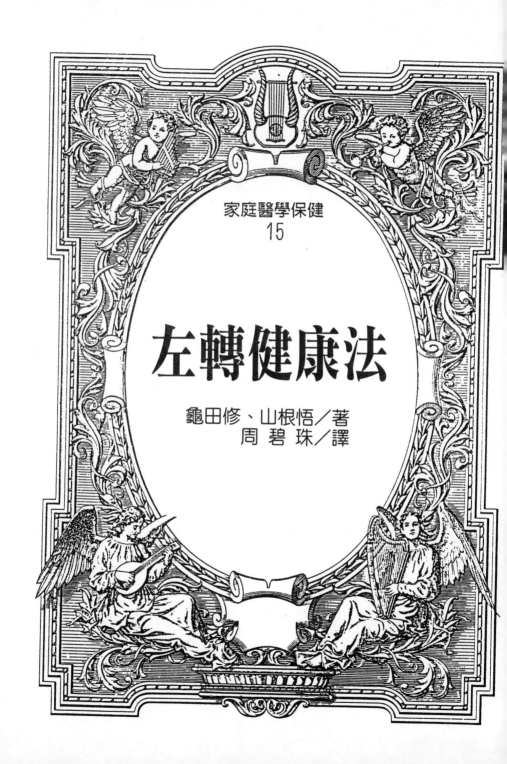

前言

即使不進行劇烈的運動，但是在冗長的人生中也一定會出現肩膀酸痛、腰痛、膝關節炎、神經痛等症狀。

我們在日常生活中，到處出現「疼痛」。

人類幸福的根源在於「健康」，這是毋庸置疑的。

我們這些整骨療法師，就是幫助各位去除來自生活中的疼痛，日夜奮戰不懈。

雖然世人認為人人平等——是人類幸福的原點，但是正如東歐共產主義瓦解的例子一般，平等並非絕對的真理。

地球就是以平衡的微妙組合而成立的，就好像每個人有不同的主義主張一樣。我必須說人類身體本身就不平衡，為什麼幾乎所有的人都慣用右手呢？為什麼人類臟器中最重要的心臟在左邊呢？

如果上天能夠將心臟的位置擺在身體的正中央，也許人類能夠保持左右平等的平衡，只要左右兩側平均使用，「生活痛」應該就會減半吧！

但是，事實上所有的人都有「心臟在左邊、慣用右手」的機能。慣用右手的人，在日常生活中會經常使用右側，因此右肩酸痛，左腰緊繃——。

原因在於不平衡的活動，導致背骨偏差所造成的結果。

那麼，如果使用左側，調整左右平衡，情形又是如何呢？

例如，經常利用右肩揹書包而造成右肩酸痛時，不妨改換左肩揹看看。

左右平衡發展，能夠保持原有的健康狀態，這是東西方醫學共通的基本主題。

我們也確信如此。

不過，在此卻出現一個「障礙」。

每當人體進行按摩時，這個疑問一直盤旋在我們的腦海中。

右撇子、左撇子的人……兩者從事完全相反的動作，照說酸痛點應該不一樣，可是令我們感到訝異的卻是酸痛點完全相同。

我們可從人們的背部，腳觀察出其體內哪些部位肌肉呈緊張狀態——進而給予治療。

其共通點是：①右腳脖子跟部、②左肩胛骨內緣、③右邊肝臟內側、④左腰繫皮帶處。

根據以往的想法，慣用右手的人慣用右側的部分，慣用左手的人則是反側的部分會出現症狀，否則不合道理，如果慣用左手的人應該是：①左腳脖子跟部、②右肩胛骨內緣、③左邊肝臟內側、④右腰繫皮帶處會感覺疼痛。

但在治療時會發現患者的疲勞部位、緊張部位幾乎都在同一點；因此若不經由問診而只憑觸診，要想判定是慣用左手或右手是不可能的。

基本的考量點到底是什麼呢？

當我們正感到煩惱時，接到了栃木縣佐野市的『龜乃子整骨院』的負責人，也就是前輩龜田修先生帶來的喜訊。

某個星期日早上，正在看電視的龜田先生，聽空中大學平澤彌一郎教授的講解時，突然了解到人類是靠左腳站立而不是雙腳。

研究過數萬例子堪稱為「腳底權威」的平澤教授的一句話，使我們好似撥雲見日般的喜悅。

也因此，我們好像得到了無以數計的同志一般。

根據龜田先生的論述，開始了『左轉健康法』。

據說原始的人類是「四腳動物」。

在發達進步過程中，有一天突然能夠靠雙腳站立，也因此，推翻了以往僅靠雙腳無法取得平衡的觀念。

地球的自轉是由右向左轉，這是大家所確認的。也基於這個「自然的道理」，產生了光靠一隻左腳即可取得平衡的想法。

以左腳為主站立取得平衡，右邊肝臟內側緊繃，藉著反射作用使左腰下方緊繃，因此對於肩胛骨之間產生了影響。

現在，我們再把焦點從日常生活轉移到運動界。無論是棒球、陸上競技、溜冰、騎車、划船或高爾夫球的揮桿，包括所有慣用右手者……基本上全都是往左轉，相信各位應該已經察覺這一點了吧！

也許各位認為陸上競技並不需要往左轉，但若試著溜冰或騎自行車便可發現——若向右轉便無法在速度上超越他人，這可能與心臟的位置有關。換個角度來看，倒不如說若不將重力往左移動的話，就很難取得平衡。

左轉是自然定律——這是不經任何人決定的。太陽的自轉，地球的自轉、公轉都是朝左，這是衆所周知的，也因此可知，人類居住在地球上的一切生活形態，行動的根源，都在於此。

『左轉健康法』——是我們根據龜田先生多年的臨床經驗及反覆深思後所得到的真理。

人類幸福大致可分為①金錢問題、②人際關係、③健康問題三項，但其根源都繫於健康上。

學習「左轉」，即能從不明原因的「現代」疼痛中解放出來，幸福當然也就垂手可得。

我更確信本書是現代人的福音。

本書能夠順利發行，感謝衆多前輩、友好，長時間來的鼎力相助。在此深致謝意。

山根整骨療法研究所所長　山根悟

目錄

前　言／三
序章　左轉的定義／一五
◎第一章
左轉是運動的大基本／一九
從宇宙的誕生開始……二二
陸上競技……二三
伊藤綠……二五
自行車賽、摩托車賽……二七
F1……三〇
賽　馬……三四
宇宙的存在已有一八〇億年……四二
颱　風……四四
生物時鐘……四八
DNA與血液之謎……五一
◎第二章
自然界的左轉／三九

寄居蟹是以左為主……五二

◎第三章　日常生活中的左轉／五五

「吉」的方位在左側……五六
通勤電車上看不到的指定席……五七
拿手的會議、拿手的約會……五九
站前商店街的秘密……六〇

◎第四章　歷史中有真理／六三

向古人的智慧學習……六四
佛像的手……六五
神像、佛像……六八
金字塔和巴比倫塔……七〇
卍與鐵十字（卐）……七四

◎第五章　人體基本上是不平衡的／七七

人類的身體是一側優勢……七八
臉……七九
髮旋兒、頭髮……八二
眼與鼻……八三
耳、頭……八五
口、齒……八六

手、手臂、手指頭……八八
腳、腳的長度……九二
腳與其軸……九四
膝、足脛、足踝……九六
乳房、肚臍……九九
心臟……一〇一
右腦、左腦……一〇三
第一部・實踐治療篇……一〇六
PARTI 四大治療點的發現……一〇六
自己進行的治療法……一一一
①下半身痛篇……一一三
②上半身痛篇……一一四
專門療法（脊椎）……一一五
側彎症……一一五
成長痛……一一八
五十肩……一一九

◎第六章 左轉健康法則／一〇五

膝　痛……一二一
腰　痛……一二二
DP的發現……一二四
DP的檢查方法……一二五
DP的四個基本點……一二七
DP的應用點……一二九
DP科學根據的確立與證明……一三一
〈脊椎臨床報告〉……一三八
PARTⅡ　骨盤理論……一三九
塊狀物療法……一四一
塊狀物療法例外篇……一四四
〈骨盤臨床報告〉……一四六
PARTⅢ　顱骨　左轉健康法的確信……一四七
頭上有人……一四八
〈顱骨臨床實驗〉……一五一

PARTⅣ　顏面骨　這裡也有人在……一五三
浮上來的人體圖……一五三
〈顏面臨床報告〉……一五七
PARTⅤ　漩渦印度點……一五八
PARTⅥ　神奇的肚臍……一六二
在此登場的人體圖……一六二
〈肚臍臨床報告〉……一六四
◎第七章　左轉健康法則／一六五
第二部・磁場療法……一六五
逐漸走向磁氣缺乏症的地球……一六六
磁氣製品的警告……一六七
磁場的應用……一六九
DP（診斷點）與奇經的相關關係……一七〇
〈磁場療法〉基本的四型態……一七五
〈實踐四型〉只要接觸就完全正確……一七七
「十、一元」療法……一八〇

◎第八章　左轉健康法則／一八三

第三部・自然、常識、習慣……一八三
世間的一切都有陰陽形態……一八四
金字塔的力量……一八六
卍與卐……一八八
潘朵拉箱子與浦島太郎……一九〇
朝北睡對身體好……一九〇
對夫妻寢室的建議……一九四
「右前」與「左前」……一九六
燈　籠……一九八
正統盤腿術……一九八
不倒翁之謎……二〇〇
涅槃像……二〇二
佛像的右手、左手與新興宗教……二〇四
溫泉——酸性與鹼性……二〇四
黑人的裝扮……二〇六
引起頭痛的光……二〇八

眉　毛……………………………二一〇
黑齒的秘密………………………二一二
武將的鬍鬚………………………二一四
戒指、手環、手錶………………二一六
呼吸法……………………………二一八
鬼門、裡鬼門……………………二一九
結　語……………………………二二一

序章

左轉的定義

一切基本均是逆時針旋轉

數學的大基本是1＋1＝2……如果不由這個基本點開始的話，那麼微分、積分、電腦都難成立了。

要了解本書的主題『左轉健康法』，則首先必須從「左轉」的定義出發。

一言以蔽之，時間是向右轉，而我們的健康必須由左轉開始出發。

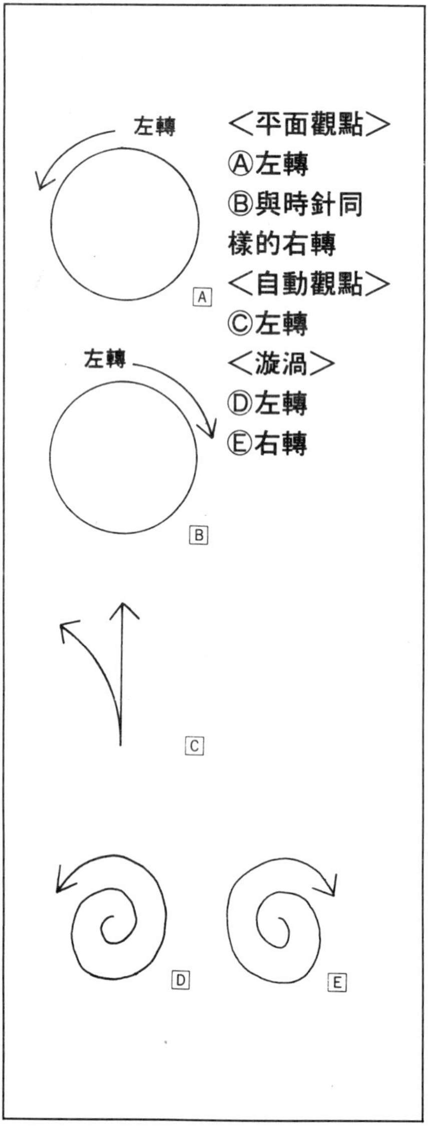

看十六頁的圖A是左轉，圖B是右轉，這是由平面上加以觀察。舉例來說，如氣象衛星所拍攝到的颱風圖片，其漩渦也是向左轉的。

圖C是自動左轉的例子。例如，陸上競賽、溜冰、棒球、騎自行車的人所進行的運動都是。

圖D、E則是漩渦的例子。從中心的零點開始，轉著能量的流向前進決定其方向，當然D是往左轉，E則是右轉。

此外，在十八頁繪圖的巴比倫塔，是回教的象徵，這是衆所周知的，而這個昇天梯的基本結構也是向左轉的。

對於整個宇宙而言，北極點爲N……請把它當成「上」。世界四大文明全都發生在北部。因此我必須很抱歉的對南半球的人說——這個定義也是以北半球為基準。

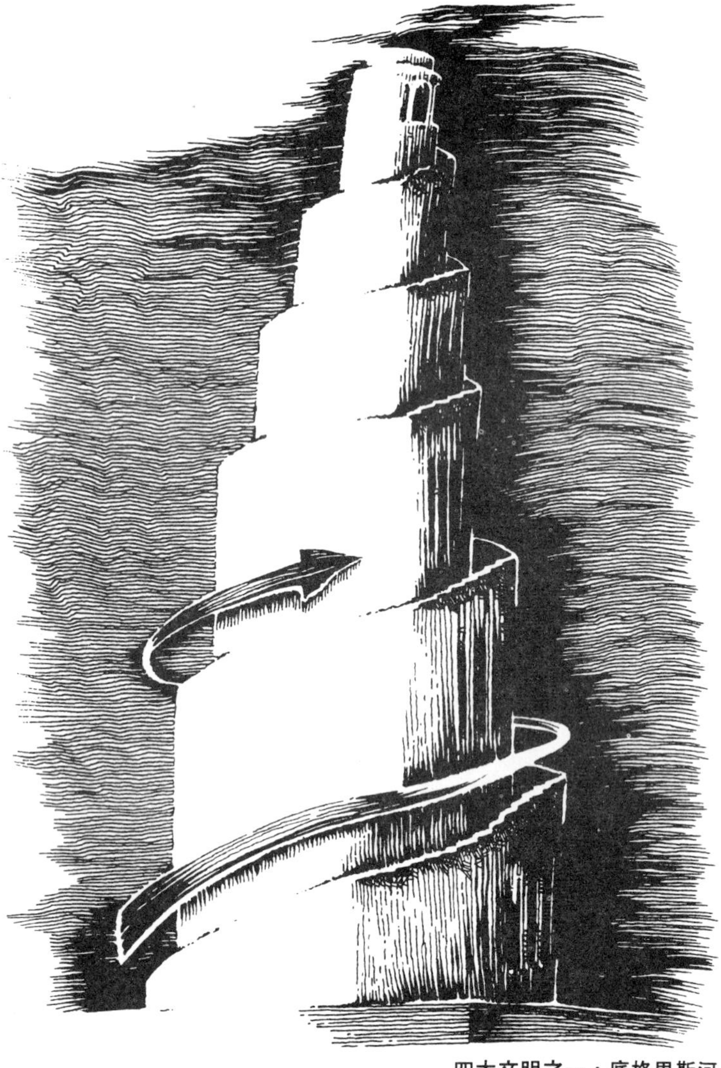

四大文明之一，底格里斯河、幼發拉底河象徵的巴比倫塔。昇天梯的階梯是左轉。

第一章

左轉是運動的大基本

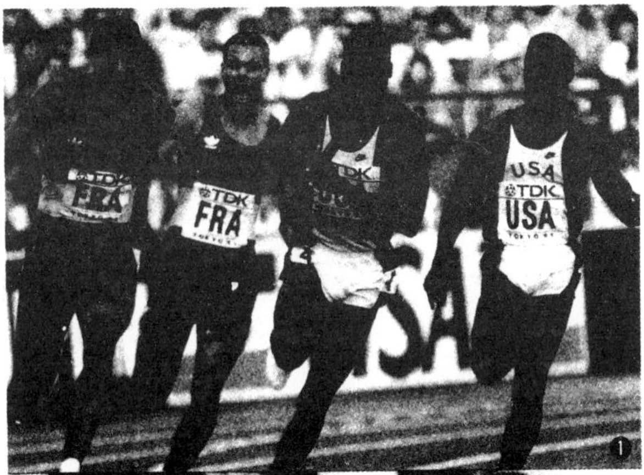

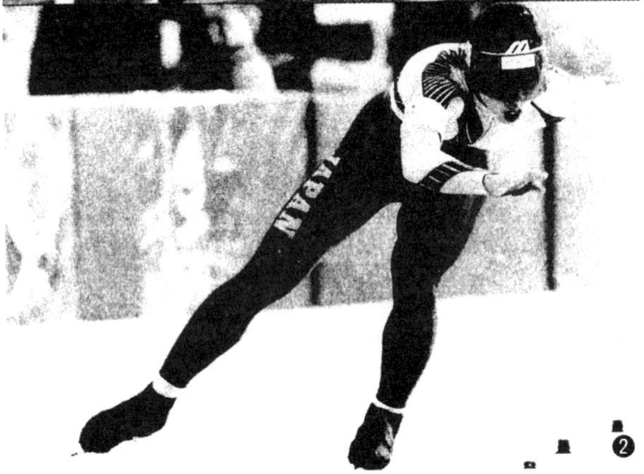

①＜陸上＞　1991 年世界陸上選手大賽。
不只是這些大事件，在幼稚園、小學運動會，轉的方向也是同樣的（共同照片）。

②＜快速溜冰＞　阿爾貝爾比爾奧運會。
橋本聖子，含淚奪得銅牌。這也是左轉畫面（共同照片）。

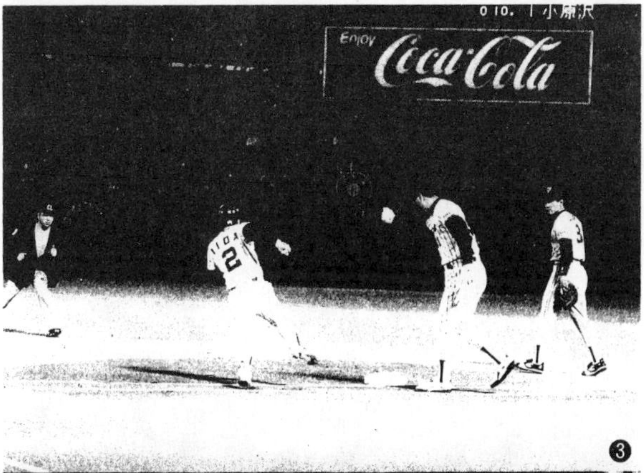

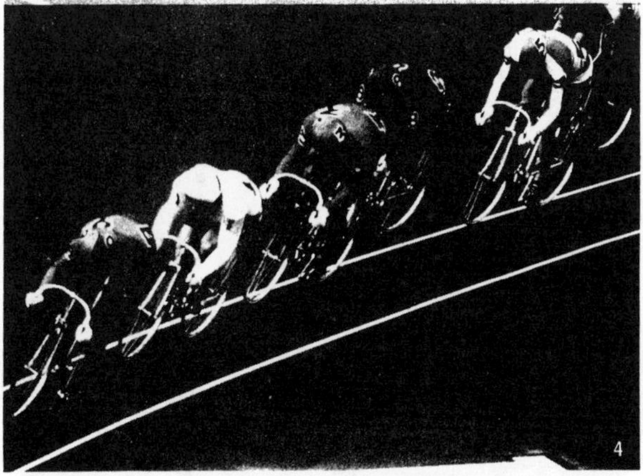

③<棒球>　巨人隊對養樂多隊的比賽，
棒球踩壘的原則也是用左腳踩壘包左轉往前跑。

④<自行車比賽>　沒有往右轉的自行車比賽。

從宇宙的誕生開始……

在「前言」中也探討過，宇宙是依循著左轉的法則在運轉。而居住在宇宙星球之一的地球上的人類的軸足亦是左足。

人類臟器中最重要的心臟，就在左足上方，因此整個社會都以慣用右手者為主流。

現今幼稚園或小學運動會比賽前，是否需先做說明並告知參賽者跑的方向呢？

答案是「不」。

基於既定的法則，作準備的老師們，也會毫不考慮的畫跑道集中點線。

萬一不沒有畫跑道，而砲者想要進行繞圓周運動時，十人中有十人，不必經過任何的商量，也一定是朝著相同的方向跑。

咦！真的嗎？如你抱持懷疑的態度，就請您到日本神宮外苑看看。從一流跑者，到一般的跑步者，雖然穿著不同的服裝，但是跑的方向卻是固定的。

不久前仍是冬季流行運動的花式溜冰，無論是慣用右手或是慣用左手的人，也都會往一定的方向轉。

去年參加世界花式溜冰賽的伊藤綠先生，雖然進入決賽，卻只得到第四名。

在比賽前二天練習時，日本隊和法國隊一起練習。伊藤綠像往常一樣，以左轉方式開始練習。但法國的尤貝爾選手卻以右轉的方式衝了過來，兩人撞成一團。伊藤綠的腳被冰刀的刀刃刺中，而且側腹遭受到撞擊……結果出乎意料的只得到第四名。今年尤貝爾選手和伊藤綠在賽前，又差點發生衝撞。對他而言，右轉就好似鬼門一般。

再談到腳踏車。一般而言，在小學前學騎車的階段，難免發生小擦傷的事件，但終究能把車學會。由看別人騎而加以模仿，不需教他任何的方法，他即能將手腳放在適當的位置，並知把左腳放在左邊的踏板上，用右腳在地面蹬兩下，然後騎上車。而且左轉彎很容易學會，右轉彎就較難取得平衡——這是靠自己的身體尋得的經驗。

——由於這些結果顯示，……自行車比賽時右轉是不存在的。

人類使用自己的身體所進行的運動，幾乎全都是按照神秘的自然絕對法則而運作。

陸上競技

一九九一年在東京國立競技場所舉行的世界陸上競技，包括卡爾路易士、卡特林克拉貝等世界明星級選手在內的各項比賽中，日本選手高野進在男子四〇〇公尺項目中的活躍情況，相信大家記憶猶新。

在全國人矚目下的總決賽中，高野選手在第三個轉彎中那英勇的姿態及一路領先的佳績，令人讚賞、振奮。現在請你試著回想當時高野選手的姿態……身體是否朝左傾斜著往前奔馳。

的確如此，陸上競技跑道都是往左轉的。不論是世界陸上競技、奧運等大型比賽，甚或小學運動會的跑道，全都如此。

為何所有陸上競技均是向左向進行的呢？

因為人類大多是右撇子，也就是慣用右手右腳。熟悉足球的人就知道，踢足球時是以左足為軸足，再以右腳踢球，也就是說右足是慣用足。在基本上，右腳比左腳有力，同時右腳也可抬得比左腳稍高些。

如果人類沒有這種自然現象，那麼朝左轉或朝右轉進行也就都無所謂。但是人類在通過轉彎處時，本能的，身體的重心會傾向內側，而內側的腳會稍微抬高來跑，否則無法產生衝力，也容易跌倒。人類的運動大多會採朝左轉的方向進行，道理也在於此。

也就是人類為了能在各種競技活動上，有更順暢、更快更好的成績，向這種自然現象學習，發現「左轉」比較有利，不論是溜冰或騎自行車左轉彎時，左轉總比右轉輕鬆，而且做得更好。

看跑步姿態就可以了解到，跑直線自是沒有什麼問題，但左轉彎時左轉就顯得比右轉容易多了，右轉時的平衡問題，更是困難。計時時更會發現，朝左轉跑比朝右轉跑，速度更令人滿意。

不論古今中外，陸上競技場的跑道都是朝左轉，因為人類比較懂得左轉的技巧，跑起來較舒服也較也快速。朝右轉跑並不是不可行，只是跑起來較不順暢，速度較慢，此外也較容易產生問題。

以棒球來講，其一壘、二壘、三壘也是以朝左的方向，呈菱形進行，絕無例外。

伊藤綠

冬季奧運在滑雪負荷賽項目中，勇奪金牌而令日本人聲鼎沸。賽前最受矚目的是花式溜冰的伊藤綠，以及快速溜冰的橋本聖子二人。

尤其是伊藤綠，被視為是金牌之必然得主，而美國的某雜誌甚至為她做了專集報導。她的「武器」絕對不是苗條的身材，可以說是由她的雙腿而產生世界第一的跳躍姿勢。在女子項目中，世界也只有少數選手能做的前外三周半跳，是她的拿手絕活。的確具黑馬姿態。

但是……

在頭一天的規定項目中，她的表情僵硬，失誤連連——跳躍、瞬間著地，甚至跌坐冰上。意想不到的失敗，令她欲哭無淚。當時的情況，深印在我們的腦海。這種超乎想像的壓力，令她深感痛苦。

接下來的自由項目中，在最初的跳躍中仍未臻完美，大家都認為「沒希望了」。在大家不再對她抱任何期待之情況下，伊藤綠再度向前外三周半跳挑戰，並獲得成功，奪下銀牌。真是令人感動的難忘場面。

而伊藤綠堪稱世界第一的跳躍，其旋轉的方式仍是朝左的方向。且其整個過程，都是朝著左轉構成。

而橋本聖子的快速溜冰也是同樣的情形。她的所有演出，必定是朝左轉進行。

社交舞中，左轉是自然轉身，右轉則稱為反轉。也就是說左轉是人類與生俱來的自然運

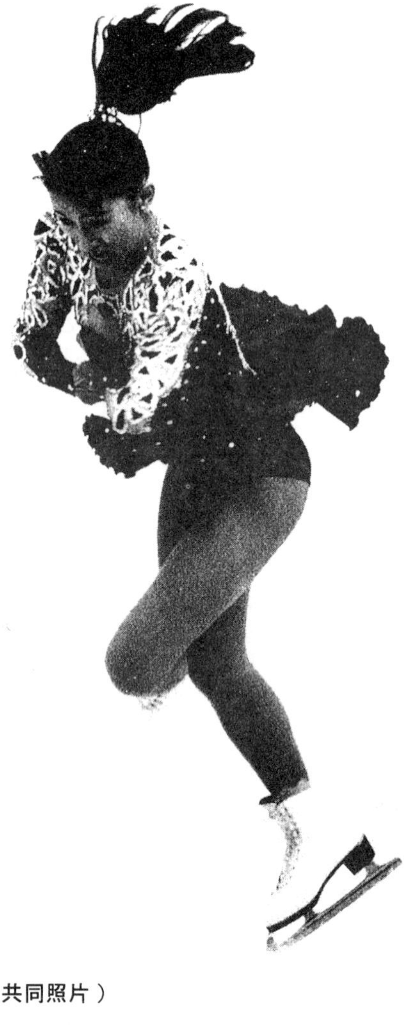

（共同照片）

動。

陸上的擲鐵餅、擲鏈球項目，無論是在跑時，身體扭轉時，或是鐵餅及鏈球本身的旋轉，也都是向左轉方向進行。

不單是陸上運動，在水中游泳的轉身也大多是往左轉。漢城奧運會中一百公尺仰式奪得金牌的鈴木大地，他的轉身也是往左轉，並以左手觸壁，朝左扭轉身體改變方向。世界頂尖好手們也都依循著這個自然大原則。而在冬季奧運會的滑雪負荷賽中，奪得金牌的荻原、河野、三田三位選手，也是朝左轉。

自行車賽、摩托車賽

試想一下，你騎自行車時，到底是用哪隻腳踏板騎車。不經任何學習，用左腳踩踏板的人佔壓倒性多數。也就是說會站在自行車左側，開始騎車。

在三項大賽中雖有少數選手從右側開始，但大部份都從左側開始。

此外，在轉彎時，左轉的順暢和右轉的彆扭，相信這是大家都有的經驗。

將騎自行車列入比賽，就是自行車賽。

談到自行車賽，就會想到中野浩一選手。像他這種頂尖好手，年收入達到一億日幣以上，就是所謂「夢想運動」。現在平均年收入為一千二百萬日幣。騎自行車的選手就是靠他們的大腿來賺大錢。

「目標中野！目標一億日幣！」——在自行車賽指導學校中，很多人在早上六點半即安著實際技巧，學科教學等……嚴格的訓練項目。

若以我們平常的騎車經驗來考量。右轉的彆扭在猛烈的比賽速度下，想必是非常的困難。

所以，自行車賽全都是往左轉的，也就是人類想要在速度上衝刺，就必須以這種轉法為基本。

不只是自行車賽，公路賽也有同樣的傾向。像著名的法國公路賽，摔倒的選手，大都在右轉時發生。

這個基本原理，也被利用在保護引擎上。引擎聲轟隆作響的摩托車賽，也都是以朝左轉的方向進行。

不只如此，比賽中所使用的摩托車也與平常街上所見不同，擁有左右不平衡的特殊車把。

在摩托車賽中，有時需把摩托車倒下來轉彎，因此需使用左側大幅度彎曲的車把。這是來自四十一年前，摩托車賽發祥時的傳統。

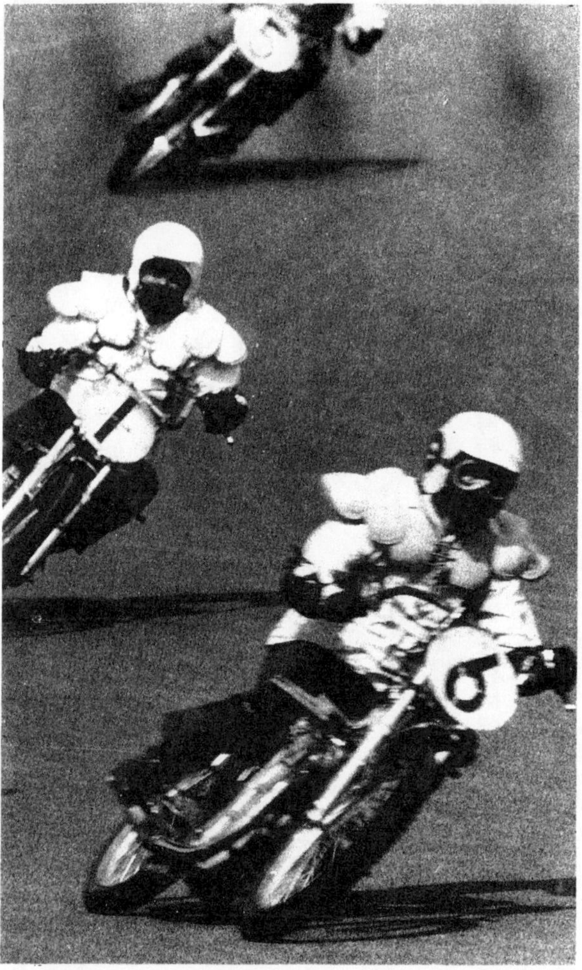

摩托車賽時，有些車把手本身是
專供左轉的構造。（共同照片）

F1

最近正掀起空前的F1漩風‧在鈴鹿環形公路賽中，舉辦F1賽車。然而由於中島悟的登場，漩風才正式颳起。鈴木亞久里、片山右京的第二代，也就是日本F1賽車好手也誕生了。甚至連F3000或F3等「水準較低」的比賽，觀衆也蜂擁而至。在日本賽車似乎已佔有一席之地。

但是所有賽車手，他們的回答幾乎都是「右彎道比較拿手，左彎道比較難以應付」。在騎自行車的部分，我們已經談過，朝左轉比較容易，朝右轉比較困難。兩者之間，似乎有關連性。賽車好手的證言，看似矛盾，但事實上，可能是因為在容易膨脹的右彎道，必須小心謹慎，所以表現較佳。

賽車路線的規畫最初大多是右彎道，像鈴木環形公路賽第一彎道也是向右彎。可能是為了讓大家更為慎重其事，因此，一開始即採用右彎道，藉此提高安全性。

在彎道上發生事故，大多是因為右彎時沒有完全轉彎就駛出跑道，或因左彎時，彎曲過度。

中島悟最後一次參加鈴鹿賽是在一九九一年所舉辦的比賽，集車迷們的期待與憧憬於一身的他，卻遺憾的在中途出局了。中島撞到的是鈴鹿的S彎道，右彎時沒有完全轉過去，結

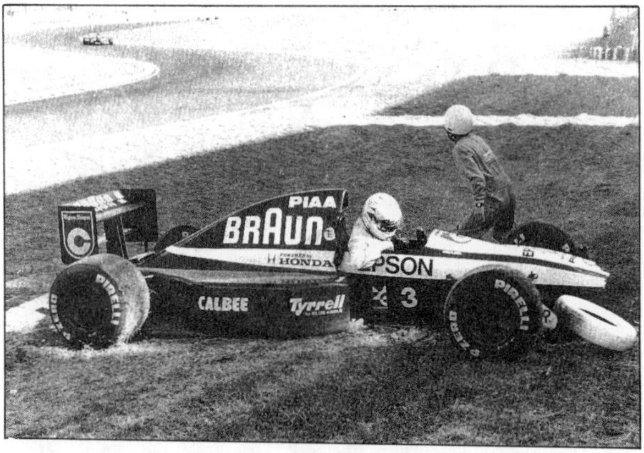

（共同照片）

果輪胎撞上護欄，而無法完成在日本的最後一場比賽。

在此要向各位介紹一個頗耐人尋味的研究報告。

研究的主題是關於「本田」摩托車的安全構造與人體生理學之機能特性的基礎研究。題目似乎稍嫌冗長，也就是摩托車的安全性及人的身體特性的研究。受到本田安全駕駛推廣本部委託的平澤彌一郎先生（生物體科學研究所所長）為代表負責人，由白井永男先生（空中大學助教）等人在一九八八年實施研究。

進行這項研究的關鍵就是一九八三年一月九日的朝日新聞早報報導『右轉彎之謎——容易發生車輛意外事故』。內容要點為「在東京首都高速公路上，因為騎摩托車而發生的死亡事故，大都是在右彎道時發生的。此外，即使是職業的摩托車選手，也很難應付右彎道。論起其原因，交通工學專家及廠商們卻又衆說紛紜，莫衷一是。

為了解開這個謎團而開始研究。

摩托車的右轉問題，可以考慮是人類的非對稱性，摩托車構造上的非對稱性及右側通行等交通狀態的非對稱性這三項要因。而這項調查也注意到人類身體，尤其是身體機能的左右差，來進行研究。

如本書所檢證的主題一樣，本田機車也從機車的安全性方面著手研究。

這研究收集各種資料，進行各種實驗。在機車的手剎車桿、離合器桿、齒輪桿、腳剎車桿等處安裝微電腦開關，身體則裝配肌電圖用的電極，記錄朝左右轉時的心電圖……

結果，得到了以下的證明：

首先是實際騎車的實驗，在進入彎道之前，把手會朝彎道外側彎，因此車體會朝向彎道內側傾斜。

而把手朝彎道外側彎的現象，人體本身並沒有察覺，而是在無意識狀態中進行的。

這種在人體意識外的操作為什麽會發生呢？當然進入彎道的關鍵有幾個。其中之一就是臉的方向。我們通常都會面對著欲前往的方向，而脖子也就會自然的扭轉向那個方向。

人類具有當脖子往右扭轉時，右手足伸直、左手足彎曲的特性，而往左扭轉時則相反。

在騎機車時，就有這樣的情形，例如往右轉時脖子往右扭轉，在這瞬間右臂伸直、左臂彎曲。只是些許的頸部移動，不會引起強烈反射。但是在彎道內側，手肘卻很難彎曲。人類所具有的這種特性對於騎車轉彎時，會造成很大的影響。

右轉與左轉的棘手意識到底是從何處而來的？本田機車的研究報告如下：

讓一個六歲男孩騎自行車，發現往左轉時比往右轉更為順暢，此外，在廣場上任其自由騎車轉一圈，他會毫不猶豫的朝左轉，當然他是個右撇子。

這只不過是個例子，由此而知，關於機車行進間轉彎的安全性，並不是機車的構造所造成，而是基於嬰幼兒期開始的各項體驗。是人類本身的問題。

此外，一般人的支持足（軸足），以左足較佔優勢，所以當你以左腳為支持足，位於旋轉的內側時，就能夠順暢的移動。在緊急時，左轉的靈活度較高。結論就是，右轉時的死亡事故比左轉要多，可以以人類本身生理學的解析來加以說明。

所以朝右轉或是朝左轉的不同，不只是在陸上競技的公路賽或是跳躍等……會在人體上發生，即使在騎機車時，也會產生這種自然的法則。

賽馬1

拿根紅鉛筆，刁根煙，在蟬聲唧唧的屋中，想像賽馬的情景……在從前年輕女性無法感受的賽馬場的情形。不過在幾年前開始，賽馬場的氣氛完全改變了。一些明星馬，以及受人歡迎的年輕騎士的登場，再加上賭馬風氣的盛行，因此賽馬備受歡迎。不只是一般惡人，甚至女子大學的學生，也會呼朋引伴的結夥造訪。現在賽馬也成了時髦的運動之一了。

各位不妨猜猜看，以猛烈的速度奔馳在最後直線上的馬，在跑向終點板的瞬間（牠）到底是哪一隻腳先抵達終點呢？

「管牠哪一隻腳先抵達終點，右腳也好，左腳也好，只要我買的馬能獲勝就好了！」

請別說這樣的話，因為馬兒們可是配合著各位的期待，而在那拼命的奔跑呢！

在告訴你答案前，我們先來學習一下馬的身體，也許在賽馬時，可以給各位一些啟示。

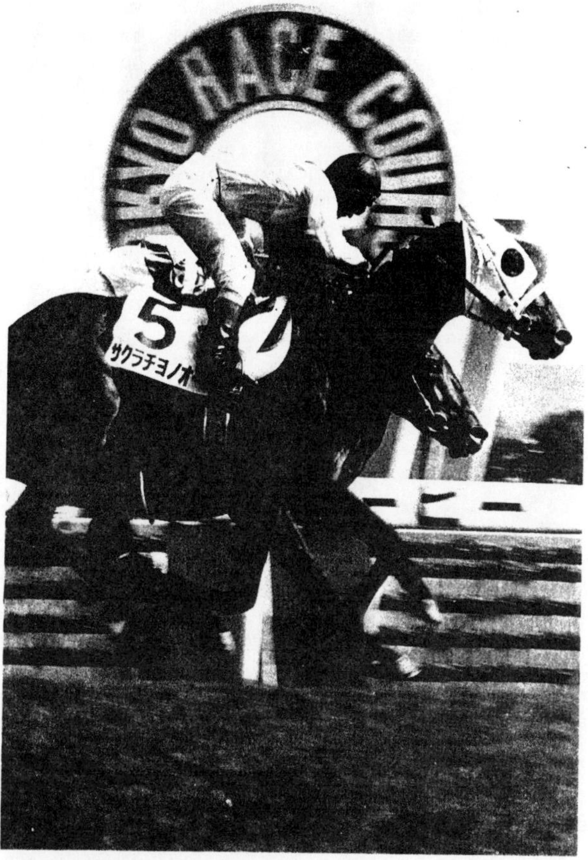

在日本右轉跑道很多，但是在抵達終點的瞬間是用左腳踩終點線。（東京時報）

也許你會認為馬的腳是左右相同的吧！但是馬的腳先天上左右的形狀，大小都不同。會有這樣的「畸形」出現嗎？不，你的想法錯了。不只是賽馬場的馬，甚至於在遊樂場裡供孩子們騎乘的無名馬，也有這種共同的特徵。這種差距簡單說明一下：

1　右腳比左腳更粗更長，因此左腳承受較重的體重負擔。

2　雙腳都維持從左往右轉的形態。也就是說左前足稍向內側，右前足稍向外側。左足比較接近直線。

3　在走路時，會以左足在前，右足在後的身體姿勢（左手前）。

也就是說馬天生是以「左手前」右手後的方式奔馳的動物。

先前謎題的謎底，衝向終點的賽馬們，到底哪一隻腳在前方呢？

相信各位已經知道了，當我們握著馬票，不斷叫著「跑啊！跑啊！」之時，牠一定是左足在前的抵達終點。

賽馬②

之前談過，馬左足在前向前奔馳是自然的道理。同樣的旋轉的方向也有拿手、棘手之分。

結論是，馬比較擅長於左轉。

現在已經很少見了，但在從前的亞洲田野，經常可看到以馬為動力來源，轉動齒輪，以便汲取井水或是推磨。看照片等調查終日持續工作的馬旋轉方向，你將驚訝的發現，全都是往左轉。我們的祖先可能已經發現，馬兒左轉的效率，遠勝過右轉。

不只是在東南亞地區，在伊拉克農村，轉動脫穀機的馬也是往左轉。在回教國的尼羅河及底格里斯河、幼發拉底河下游的三角洲地帶，也是同樣的情形。

所有的賽馬場，都是往左進行的嗎？並非如此，像JRA（日本中央賽馬會）的11個賽馬場當中，只有東京（府中）、中京這二個，是往左轉的，其它的全都是向右轉的。

公營賽馬場裡，三十二個賽馬場中有五個是往左轉，右轉比例更高。而美國情形則相反，幾乎都是往左轉。

人類運動幾乎都是往左轉的，為什麼賽馬卻有往左轉和往右轉的不同跑道呢？像公路賽等人類的競技場，只因人類較擅長的左轉，所以也就全都往左轉。馬匹們既然也都較善於左轉，那麼將賽馬場也全都改為左轉，不是更為合理嗎？

事實上這是有歷史根源的，以前日本古老的賽馬方式只是以單純的直線方式進行。現今的比賽方式是英國人從橫濱傳入的。當時因地形的關係，必須興建往右轉的跑道。結果往後新建的賽馬場都加以仿效，很自然的成了風氣。

但是馬在轉彎的時候，若向左轉則左邊的前足與後足比右足更向前方。往右轉的話，則恰恰相反。在轉彎時若不這樣跑，則容易摔倒。所以實際比賽時，若有四個彎道的話，則任何一匹馬，在左轉時都是以「左手前」，右轉時都是以「右手前」的方式，往前奔馳。

之前已經說過，等到恢復跑直線時，馬就會改變為以左手前的方式跑，尤其在最後（第四）個彎道轉彎以後，衝向終點的直線跑道上，為了全力衝刺，一定會採用「拿手的」左手前的方式，往前奔馳。

因此，賽馬場如果也興建往左轉的彎道，對馬而言，自是較為自然的方法。嚴格調查同一匹馬發現，左轉的速度一定比右轉的速度更快。

第二章

自然界的左轉

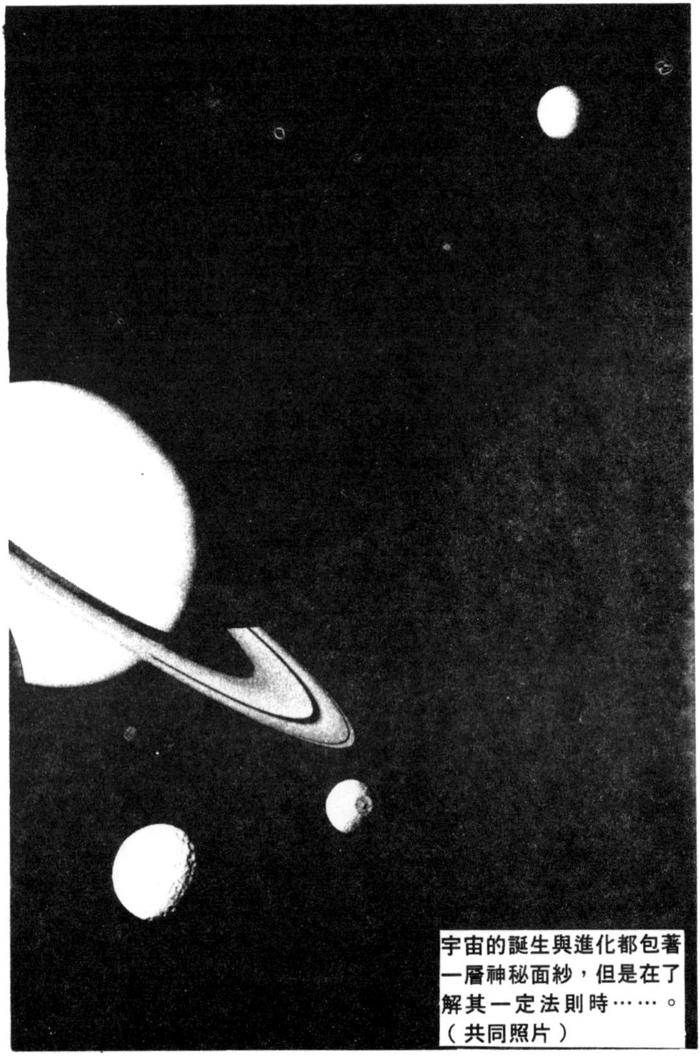

宇宙的誕生與進化都包著一層神秘面紗，但是在了解其一定法則時……。（共同照片）

LEFT ROTATION IN SPACE

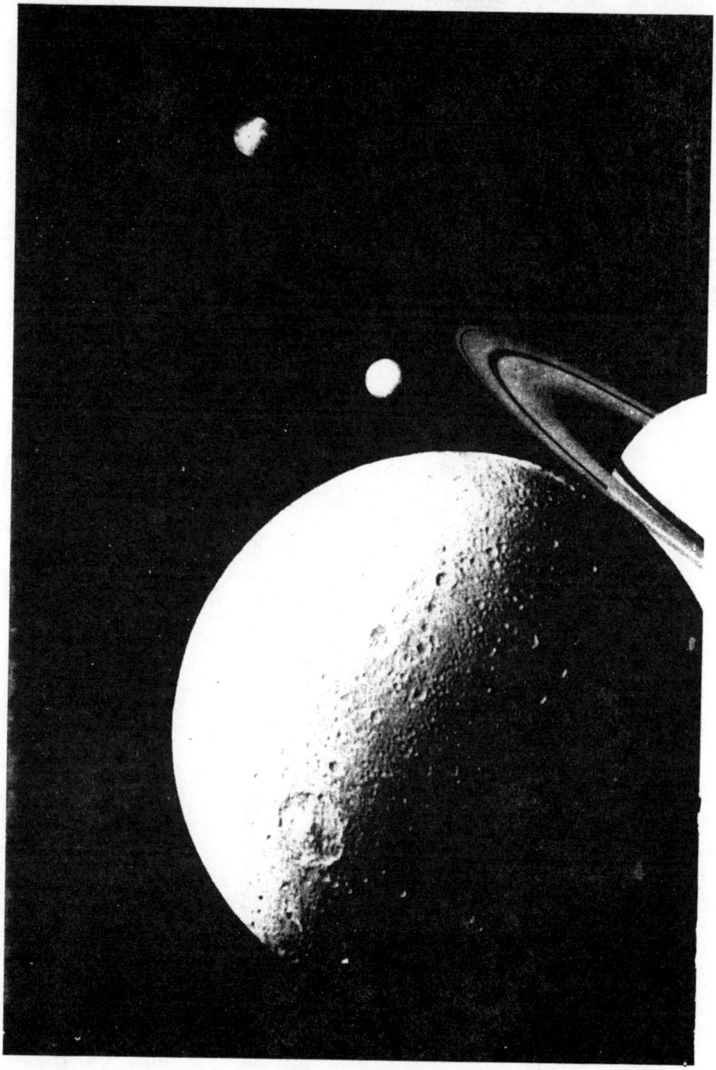

宇宙的存在已有一八〇億年

衆說紛紜的比喻，例如「先有雞還是先有蛋」，就是其中之一。在各執一詞之時，哥倫布的蛋登場了。我並不打算對聰明的讀者說明稚拙的西洋史，但是還是要花點時間來談談這個問題。

當時是以「地球是固定不動的，而是天空在旋轉」的天動說為主流。地球不是圓的，而是會像瀑布般的落在水平線的彼方，屆時，即是世界的末日。

原本是位船員，喜歡冒險的哥倫布，對於「水平線終焉說」感到疑問。於是耐心的說服當時的西班牙女王，得到她的證明和支援後，於一四九二年八月三日的早晨，從帕洛斯迪弗龍提拉港出發，繞過好望角，越過大西洋，發現了美洲大陸。

證實了「地球是圓的」的假設。

談到此處，就必須繼承哥倫布先生的遺志，從這個圓的地球是在「何時開始形成地球」的議論開始，繼續討論下去。

重點是「先有神，還是先有地球」，既然地球是一個生命體，當然有其誕生日，既然有「誕生」也就有「死亡」。不舉諾斯特拉達姆斯的預言為例，總之，從中世紀開始，就有著「世界末日」的傳說。先談地球的誕生日，大約在四十六億年前的〇月×日，浮遊於宇宙之間的星屑……「精子星，卵子星」，許多的星星聚集在一起，而形成了「嬰兒地球」。

地球當然是由宇宙最偉大的母親所產下的。那麼宇宙又是在如何存在的呢？從產生地球一事來看，也可說宇宙本身即是個龐大的生命體，應該和地球一樣，也有其誕生日。

據說是在一八〇億年前的〇月×日。根據國立天文台的說法「一公分立方的世界」，突然產生大爆炸，以驚人的速度持續膨脹，而擁有現在的廣大範圍。膨脹仍在持續，因此「世界末日」的到來，也是可以想像的。有開始，就一定會有結束。

以這樣的狀況，再繼續發展下去，漸漸的就會變成小點。而膨脹的相反，當然就可能有這樣的結果。最後又將如何呢？點的再縮小，當然就是無了。而無又從何處誕生而來的呢？

看似哲學的說法，「無」是什麼都沒有的世界，當然不會有誕生，始於「無」，終於「無」。

許多的太空人，確認了存在於宇宙空間的神，回到地球之後，其中幾位成了傳道士。

說到此處，相信各位就容易了解到佛教所說的輪迴思想了吧！

地球在一八〇億年前的〇月×日突然發生了大爆炸，而持續膨脹著。

若將其視為誕生的話，同時也誕生了不可思議的法則。

那就是星球運作的大基本「左」。

舉個身邊的例子，如太陽的自轉是左轉，以太陽為中心，繞著太陽旋轉的水星、地球、火星、木星、土星、海王星、冥王星等的自轉和公轉全都是「左轉」。而這些星球所具有的衛星群，也都是遵循著『左轉法則』而運轉。但是也有例外的，像脫離地軸軌道的金星及木星的一個衛星，就是朝右轉的。

這些星球被稱為逆行星，由此可知在宇宙間所有的星球，幾乎都是朝左轉的。而朝右轉的「怪星」出現的機率和地球上「左撇子」出現的機率類似。此外，像仙女座大星雲所代表的無數星雲群的漩渦方向，也和颱風一樣，全都是向左轉的。

——織田信長說：「人生五十年」……在醫學發達的現代，「五十歲是第二個人生的開始」。

但是若將人類的壽命和一八〇億歲的宇宙或四六億歲的地球相比，那可真是小巫見大巫。

宇宙和地球，還能生存多少年月呢？我們無法想像估計。不過有一點是肯定的，在有天文學之後的這段期間，它一直具有極健康的生命力的。

就是因為宇宙和地球都遵循著「左轉法則」——。

颱風

颱風是好亦或是不好。

每年在夏季將結束時，颱風即開始登陸，在各地造成或多或少的損害，當然是不好的……不論如何，我們繼續探討下去。

颱風——對我國而言，夏季是其流行的季節，而在我國南方地帶則一年四季都可能產生。對船隻的航行是為大敵，當然不好。

颱風發生在經度一八〇度（國際換日線），是發達的熱帶性低氣壓。在相反側……美國則將其稱為颶風。另外在印度洋或南半球所發生的稱之為旋風。而另一個定義是「熱帶性低氣壓的中心瞬間風速達到每秒十七公尺以上」。

颱風不論大小，都可從氣象衛星雲圖上看出，她們都是呈圓形的。越接近中心附近，風速越強。相反的吹入的風和漩渦的離心力，互相達到平衡，因此風不會繼續吹入。

中心是晴朗無風的，這就是颱風眼。

颱風到底是如何發生的呢?

結論是地球本身會進行自然的新陳代謝。例如南邊溫暖的空氣……當溫度差增大時，形成不穩定的氣流，就會產生颱風及其親戚。

具有維持地球上穩定溫度的作用。

國內冬季時，在南半球卻是夏天。零下幾十度的西伯利亞高氣壓，其冷空氣南下，籠罩國內上空，使南方的溫度，不會上升過度。

以立體的觀點來看，來自海面的熱氣上升，與上空的冷空氣交換，當水分蒸發時，冷卻了周圍的熱氣，一旦接觸到上升的冷空氣時，又還原為水，並放出熱力。

不論從平面或立體來觀察，這都是非常好的空調作用。

在赤道上因自轉的關係，不會產生漩渦運動。赤道以北的颱風稱為颶風，以南的稱為旋風……。

而這三種風均是朝左轉。

他們的方向，就如前面所說，就是隨著大宇宙的基本系統而運行。左漩渦本身具有之風的流速，與颱風本身前進時風的流速合而為一，使得右側的流速增強，因此颱風過境之後，以颱風眼為中心，右側的樹木及電線桿受損的情形較左側為嚴重。

總之，發生在赤道附近的颱風，將來自南方的暖空氣運送至北半球。如果將這個系統斷絕，就會再度面臨生物滅亡的冰河時期。

尼羅河、底格里斯河、幼發拉底河、印度河、黃河……各河川流域誕生了世界四大文明，使人類急速的發展。

但各位應明白，這全都是因為颱風帶來了洪水，成為誕生智慧的能量。不可思議的是，南半球雖然擁有漩風這種「暴躁的孩子」，可是卻沒有任何文明的誕生。

——左轉的颱風對地球而言，應該是很好的。

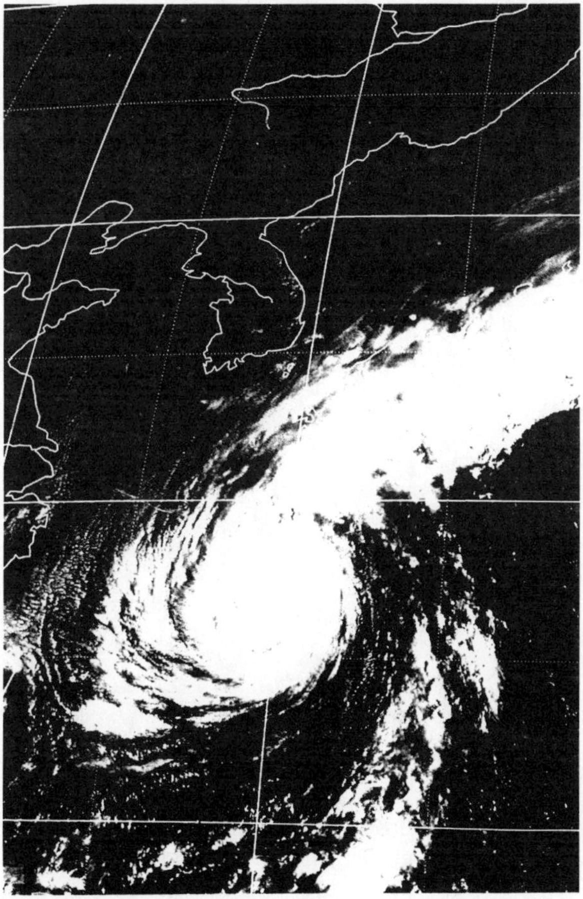

來自氣象衛星雲圖，可以
看出颱風的漩渦是朝左轉
。（共同照片）

生物時鐘

近年來海外旅行的風氣極盛，相信很多讀者都有搭乘飛機出國的經驗。

出國旅行最大的困擾就是時差問題。頭痛、頭昏眼花、耳鳴……搭乘飛機作長遠的飛行而產生時差時，就會出現這些現象，使得原本快樂的旅行，變成痛苦的夢魘。

時差現象，為什麼會產生呢？關於這一點，一九九一年七月三日的朝日新聞有這樣的報導。

「你的生活規律，是否符合『生理時鐘』呢」？

這就是報紙的標題，這篇報導是基於美國明尼蘇答大學F・哈爾巴克教授的研究實驗而提出的報告。

這位教授以明尼蘇答為中心基地，比較明尼蘇答開往羅馬的班機（往東轉＝往右轉），和從明尼蘇答出發開往馬尼拉的班機（往西轉＝往左轉）的機員，對於當地時間的適應情形。結果發現，往東轉的班機機員要適應當地大約需花八～九日的時間，往西轉的班機機員只要三天即足夠了。

如果以日本為起點來探討前往紐約（東轉＝右轉）與前往巴黎（西轉＝左轉）去時，則到巴黎，要消除的時差問題，只需一半的時間。

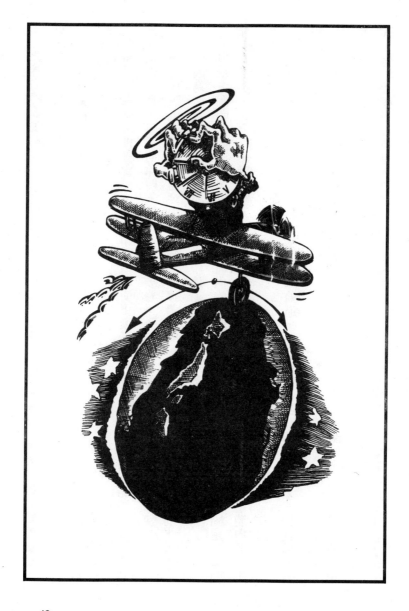

此外，將雙眼蒙住，在看不見任何景物的情況下，例如坐在貨櫃車內，做同樣的實驗，也產生同樣的結果。

成為實驗台的人類，由自己的體調來判斷。例如，失明者就明白自身所在地的位置，以及將前往之處的方向。

如果重視這份實驗資料，就該知道，即使更換時間，也要選擇往西轉的路線。如果一定要往東轉的話，為了消除時差問題，至少要在十天前將作息時間調整至當地時間。

一九八四年洛杉磯奧運會中被看好為金牌選手的馬拉松選手瀨古利彥，在賽前才進入當地，但因為往東轉……結果瀨古選手在中途退出了比賽，實在出人意料之外。

但是這個問題的原因，就出在我們體內的「生理時鐘」上。每天早、午、晚固定的時間內肚子會餓，夜晚時就想睡覺了，早晨又自動醒來。這種規律的身體反應，就是體內的「生理時鐘」所造成。

所以搭乘飛機時，往西轉也就是往左轉前進，是配合我們身體的自然節奏，因此能夠減輕時差問題。

不只是時差問題，工作上換班的規律問題也很重要。上午八點開始為日班，下午四點起為夜班，午夜零點起為大夜班。如果是三班交替制時，將「日班↓夜班↓大夜班」的交替方式，與「大夜班↓夜班↓日班」的交替方式互做比較時，當然前者比較符合生理時鐘的規律，比較自然。此外，也有像計程車這種二十四小時工作，第二天休息的極端換班例。雖然認為與其中途休息，倒不如休息整天較為有效，但是這是違反人體自然規率的做法。對健康而言，絕對不是好的勤務制度。

DNA與血液之謎

父母與子女總是長得很像。人類身體非常複雜，親子之間不只是臉形，手的長度、指甲的形狀都非常類似，的確很不可思議。不只是人類，動物也好，植物也好，親子間都長得很像。

當然我們可將其視為遺傳現象，而這個神秘的生命現象，直到前幾年，才慢慢的被解開。對許多生物學者、物理學者而言是「一大研究」課題。

自從人類發現「ＤＮＡ」以來，開始慢慢的掌握到謎團的端倪。ＤＮＡ（去氧核糖核酸）是遺傳因子的本體，存在身體的細胞中，在小小的細胞核內，即使用電子顯微鏡觀察，也只像一條線般的細小。

談到宇宙，會使我們覺得居住在地球上的人類，實在非常渺小。若再從人的眼光來看遺傳因子，那可真是微觀世界的物質。那麼小、那麼細的ＤＮＡ當中，卻塞滿了我們從祖先那兒世世代代繼承的情報。的確是令人不可思議啊！

再繼續探討追尋的話，就得追溯到「神」了。只能說是因為「神的意志」和其偉大的力量，誕生了宇宙製造了DNA——。

話題再回到科學的世界。在電子顯微鏡下，觀察如一條線的DNA，事實上就如兩條鎖鏈呈螺旋狀，糾纏在一起。而這個螺旋是「朝左轉」糾纏在一起。是神的意志使其朝左轉的嗎？此外，原本認為是二條的鎖鏈，根據最近的研究發現有三條。

俗語說「血濃於水」，血液也是父母遺傳給子女的。O型的父母會生下O型的孩子。在血液方面，我們也有了些了解。大部分都Rh＋型，但為什麼有時也會生下Rh－型的孩子呢？目前仍是個謎。相信今後的研究，將逐漸的解開一道道的身體之謎。這其中到底還存在著些什麼呢？

寄居蟹是以左為主

蟹或蝦等甲殼類的螯，並不是左右對稱的。這些螯就有明顯的左右差，以公的沙蟹為代表，兩隻螯的大小，相差數倍。

為何如此的不平衡呢？到目前為止，並沒有決定性的說明，但卻有一種說法。

棲息在北美的龍蝦的螯，左右的大小仍是不同，但是不能肯定哪一側比較大。小龍蝦擁有左右對稱的螯，隨著不斷的成長，有一邊會變大。其關鍵完全出於偶然，即最先只想夾破貝類的螯，其後卻隨著成長而增大。

只從外觀上看並沒有什麼大的不同，但是已經產生了力量差。力量較強的螯，用來夾破貝類。而成長的公蟹，具有更明顯的差距，有種說法是受性荷爾蒙的影響。但是為什麼不能決定哪個螯比較大呢？有待今後的研究解析。

在國內到處可見的寄居蟹，都是左邊的螯比較大。為什麼呢？我們來推測一下其理由。

寄居蟹是由一個卷貝移居到另一個卷貝的生物，牠（或者是她）隱藏在貝殼中的情形，請你想像一下。牠利用較大的左螯覆蓋住入口，保護自身，免於外敵入侵。這時左螯的大小如果剛好能夠折疊在身體的下方，應該會比較方便。

為何左邊的螯一定會比較大呢？這是因為牠們所住之卷貝的特性所致。卷貝全都是往右卷的，寄居蟹們為了配合其居住環境，所以左邊的螯比較大。

昆蟲也有左右差，昆蟲摩擦左右兩隻翅膀鳴叫時，到底哪隻翅膀在上方呢？調查時發現，蟋蟀的同類是右邊在上，螽斯的同類則是左邊在上。不只是人類或馬，居住在地球上的生物，都具有這種左右差。

第三章

日常生活中的左轉

「吉」的方位在左側

聽到左——也許你不會有好的聯想。左傾、左派，或是上班族的左遷，都會造成生活上最大的打擊。

起因可能是在於佛教思想認為「左為不淨之手」的緣故吧！不淨之手就是處理排泄物的手。因此，不使用筷子類等餐具的印度人，用餐時是以右手抓取食物吃。

而在日本因為也有「不淨之手」的經驗，因此到戒律較嚴的禪寺去，也必須注意。這個想法，我們再繼續探討下去。

遭人忌諱的「左」，是否都該全部排除呢?若以用餐為例，雖然只不過是「吃東西」，但還是要注意清潔。在人類的日常生活當中，清潔感是不可或缺的。如果用右手吃東西的話，當然還需要「另一隻手」。

左是如此重要的存在。

以上班族社會而言，的確討厭左遷的說法。但若以用餐來考量的話，還是需要左手。公司是由許多人的分工而成立的。也許你會認為，誰當董事長都無所謂。但是有的人適合、有的人不適合、有的人幸運，有的人不幸……這沒有什麼平等、均等的前題。只要看看以往的歷史，就能了解，不是任何人都可以成為織田信長、豐臣秀吉、或者是德川家康的。

馬伕、步兵、傳令兵……為了支撐整個團體，一些默默無聞在戰場上衝烽陷陣的人很多。

一般而言，每個人都不願去做自己不喜歡的工作。儘管各人的接受度不同，但是以某種意義而言，左遷具有這樣的作用。

如果真的討厭左遷的話，就離開這個團體，尋求自己喜歡的工作，甚至於獨立也無妨。從明天開始，自己當董事長，但是也可能遇到一些倒楣的事情。

俗話說，盛者必衰——。

做生意不全都是順利的，一不小心，甚至在相當小心的情況下，也都可能碰上倒楣事。有人賺錢，就有人賠錢，這就是資本主義的原理。如果以商場而言，別人倒楣時，對自身而言，當然是吉事——。

左轉是一種自然的法則，罹患拒絕上班症或是拒絕歸束症而煩惱的上班族，也許你們的路線及方向，都是朝右轉的——。

通勤電車上看不到的指定席

在「朝九晚五」的工作時間內，幾乎所有的上班族都會打電話向有關單位發牢騷說「擠滿了人又跑不快的電車上，哪裡是指定席呢」。

對於住在通勤圈內的上班族而言，在通勤時間搭乘電車的確是費力的事情。但請先別生氣，聽我說，通常搭乘電車的通勤圈的上班族都會坐在兩側，在此提到了重點。

請各位想一想，當電車順利的滑入軌道，門一開，大家蜂擁而上。不可思議的是，大多數的人都會朝著行進方向的左側座位坐。當然後來上車的人也會坐滿右側的座位。

時間到了，電車開動了，又發生了不可思議的現象。以機率而言，在行進方向左側座位的人大都在睡覺。

而右側的人，大都睜大眼睛看書、看報紙。當然，連夜加班忙碌的疲勞者，那又另當別論了。

抓著吊環而立的乘客，情形又如何呢？當然很少人會站著睡覺，但是以這個姿勢要閱讀書報的話，何者較為舒適呢？與「座位」相反，對行進方向而言，右側較為輕鬆，左側較為痛苦。

到底是以何為基準呢？應該是心臟的位置吧！

地球上幾乎所有的人，心臟的位置都在身體的左側，這是毋庸置疑的。心臟是人類最重要的臟器，因此體重要接近行進的力量或方向，才較容易取得平衡。

各位只要想想遊樂場的雲霄飛車即可了解，坐在頭一個位置，看起來很可怕，事實上是最舒適的。相反的，如果要尋求最高的刺激，要坐在最後一個位置。此外，要體會遊樂場刺激的遊樂設備，幾乎都是往右轉的系統。人體最重要的心臟往外振動時，會產生更大的刺激感。

心臟在左邊，而人類幾乎都是右撇子。往左轉是自然的現象——如先前所敘述的通勤電車的左側位置，道理也是相同的。

拿手的會議、拿手的約會

許多人在無數次的約會後，仍無法到達結婚的終點。換個方式，事先談好條件的相親——即使轉換戰術，也不順利。在社會上這樣的例子時有所聞。

消極或是太積極……總之，兩人的週期似乎無法吻合。

經常聽人說性格不合——倘若真的不合，當初就不會結婚了。可是事實上，就有許多夫妻嘗到別離的滋味。

不過在現實社會中，關係良好的夫妻，機率還是較高。

在約會時，兩人的位置是否有問題呢？

到電影院坐下來看電影，之後又到酒吧去坐在吧檯邊，這時男生坐在哪一側比較自然呢？答案是，男性要在女性的右側。

用左手輕輕的撫摸女性的背部，用右手拿著酒杯，凝視對方的眼睛和對方聊天。對男性而言，這是自然的姿態。看結婚典禮的喜宴上，也是新郎坐在右邊，新娘坐在左邊。

請各位再次回想一下，先前多次談過的「左轉是最自然的形態」。女性在左側，對男性而言是自然的方向，自己所做的事情，也能自然的影響到對方。

如果情形相反，女性又會變成何種情形呢？

稍後為各位敍述以陰陽的形態而言，女為陰男為陽。磁石也是同樣的，陰陽互相吸引共存，所以一定要注意這個問題。

在辦公室中桌子的位置，會議席等也要符合這個理論。

應付對手時要取得有利條件的話，只要取得能夠左轉看清對手的位置即可。如果往右轉的話，不知不覺中壓迫到肝臟，容易焦燥。

想要奪得董事長的寶座——這是較具野心的表現。但是若想要企畫通過，就該站在董事長的右側。重視董事長，又經常抱持自我犧牲的精神，站在左邊的位置，也將是出人頭地的捷徑。

站前商店街的秘密

一般的站前商店，人潮的流動具有重大的意義，這是死活問題。因此會採用大拍賣，節慶大促銷，或以色情方式招攬生意。想盡辦法制止人潮向左邊流出。當然與車站直接連結，大肆宣傳附帶停車場的大型商店，又另當別論。

人情冷暖，世態炎涼——。

對於經商的人而言，這種無情的話是無法成為生活的基礎的。結論就是，只要知道人潮往哪裡流動就夠了。也許你覺得我既不是神，也不是預言者……但是還是有一定的形態登場。

人潮的流動大多是往左前進，就以根占正一的小說而聞名全國的高丹寺（東京都杉並區）的『——純情商店街』為例，為各位探討一下。

無論是從新宿或者是從八王子方面，搭乘中央線在高丹寺車站下車。走出出口朝左轉正面就是『——純情商店街』的入口。

商店街的左邊都是飲食店，同時通往早稻田大街的出口，如果從出口過來，右側生意並不興隆。以商店數目和人潮聚集的情況來看，還是以『——純情商店街』略勝一籌。

老是談東京附近的情形，真是不好意思。不過高丹寺旁的阿佐谷車站也是同樣的情形，走出出口左邊是主要的商店街，右側商店雖然比較寬廣，但是立刻就變成住宅街。

池袋也是同樣的情形，從東口出西武池袋線，正面是寬廣的商店街，是昔日的繁華街。而左邊則是一條電影街，形成人潮容易聚集之地。隨著人口增加，通勤圈的擴大，而新建的新興車站周邊，另當別論。不過如果以前就存在具有「歷史價值」的車站周邊，幾乎都是這種形態。這個現象在運動章中，也為各位敍述過了。以左腳為軸足的人類，移動時很自然的就會往左轉因而有如此的發展。

各位有興趣的話，請仔細關察周邊的車站及其周邊的商店街，相信一定會同意我的說法。

第四章

◎歷史中有真理

向古人的智慧學習……

在日本國內有許多神社、佛閣，幾乎都是基於一定的法則建築的。各位知道這一點嗎？神社是面朝南建築的，也就是說到神社參拜的人，背對陽光，面對神殿。

還有本尊……神體、釋迦、佛像等等的崇拜對象物都是背向北面。沿著地球的地軸，頭朝北，右手為西、左手為東，即使不知有磁石存在的古代，如果有人迷路而到神社時，也可以再確認方向。這可能是始於太陽信仰的古代人的生活智慧，可說是先人們的建議。

談到此處，再為各位敍述一下神社顏色的使用方式。

首先是牌坊，豎立在神社參道入口表示神社範圍的門，下黑上紅，使用兩種顏色，神社本身也是使用同樣的顏色。除了神社以外，還有巫女是為下紅上白……這種形態自古至今都未曾改變。

包括誕生與結婚的報告、豐收、長壽的祝福，或者是在感到困惑之時依賴神明……神社顏色的形態，可能是幸福與健康的象徵吧！如果到神社參拜的人，遇到不好的顏色而覺得心情鬱悶，恐怕要不了多久就會被汰換掉。而能一直維持不變到今日，就表示是依循人類一定的法則而演變。

鑽入牌坊，看到兩隻石獅子狗，雖是同種，卻非左右對稱。基本上是面對面，左側的左足上抬，右側的右足上抬。左意味著誕生，右意味著死亡。以這個姿勢，暗示著世界的循環。

另一個神奇的例子就是埃及金字塔的守護神——獅身人面像，也有同樣的形態。但是在建造之前，雙方並沒有任何的約定吧！

現在就感到驚訝！那未免太早了。稍後會再為各位詳細敍述。石獅子狗和獅身人面像的姿勢，形成左轉的關鍵……就相當於汽車等的起動電動機一樣。

據說具有神奇力量的金字塔，通於頂上通向天的樓梯，事實上也是朝左轉的——。

佛像的手

日本奈艮東大寺的大佛像是以何姿勢面對大衆呢？

右手上抬，手掌朝著衆人，左手好像要接受什麼似的，放在稍下方的位置，手掌朝上。在各地都有大佛，但是沒有任何一尊佛會採用不同的構造。

在佛教界大家都知道，左手被稱為「不淨之手」。所謂「不淨」就是不清潔，骯髒的意思。有一些純日本式的酒店裡，還會把廁所寫成「御不淨」。在佛教的國度裡，上完廁所要用左手擦拭清潔臀部，也就是說左手並不是高貴的手。

再談右手。宗教家、祈禱師在祈禱說教時，一定會舉起右手，即使是耶蘇或者是羅馬法

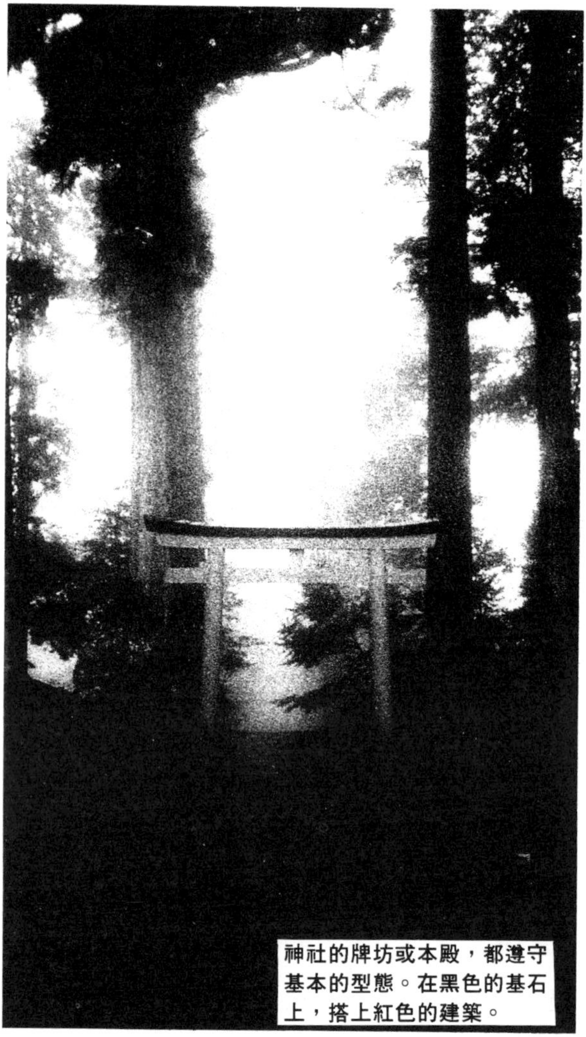

神社的牌坊或本殿，都遵守基本的型態。在黑色的基石上，搭上紅色的建築。

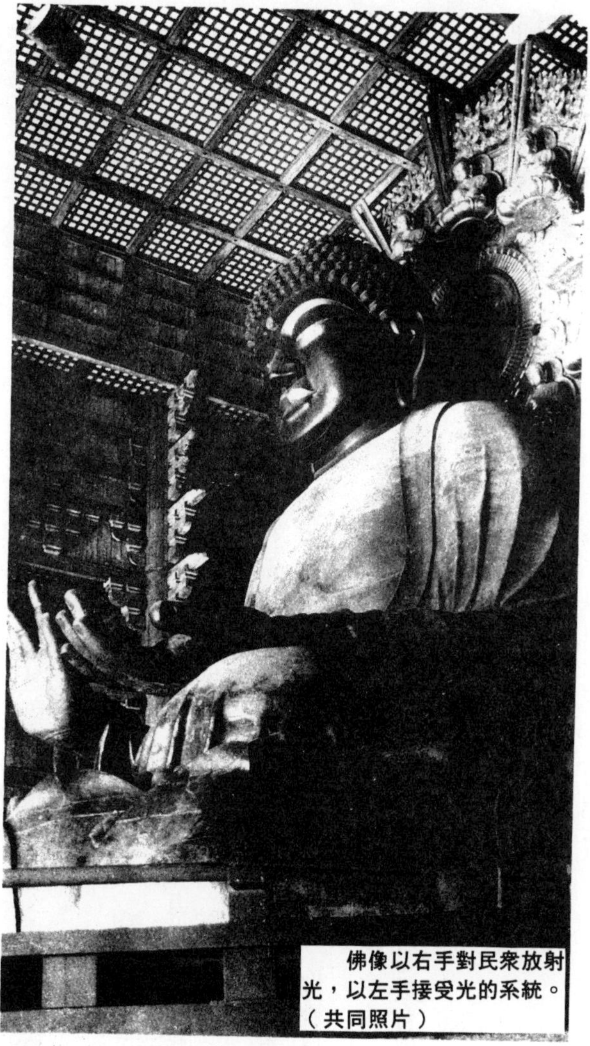

佛像以右手對民衆放射光，以左手接受光的系統。（共同照片）

王也不例外，舉起右手施與恩惠。而在運動比賽前選手的宣誓，也是舉右手。

由此可知佛像姿勢的意義了。

佛舉起右手，將來自天空界的能量輸送給我們，也就是說右手傳送力量。由左手接受力量。

在治療界，以前認為右手可以發揮各種特性，發揮能量，而左手能夠接受能量。

此外，一些「手掌療法」，基本上還是要用右手來進行的。治療家用右手接觸患者的身體，患者即會感覺溫暖。用左手接觸患者時，反而會感覺冰冷。

記住這一點，再看看我們身邊一些類似的情況。像先前所說的比賽前選手的宣誓是其中之一，選舉時的街頭演說，演說者會用左手拿麥克風，右手朝向天，高高的舉起，抒發自己的理念。

所以，我個人認為佛像會有這種姿勢，就是因為在想要訴說一些事物時，這是最有效的姿勢。

神像、佛像……

法隆寺的工匠在興建「棟樑」時，一定要遵守東南西北各方向的配置。

例如寺的正門一定要朝南，而大殿中的佛必須是位在背對北面的位置。

自古以來著名的神社和佛閣，都必須遵守這樣的配置。否則，可能會因為天災或地變而蕩然無存。

所以，以前的人只要看寺門就知道方向。寺廟和神社可以告訴世人方位的所在。

寺內部的配置及立地都有著各種限制，其條件是北為山、南為澤、西為大道、東有清流。

直到現代，還是有許多的寺廟和神社有這樣的配置及立地條件。如果讀者感到懷疑的話，請你帶著磁石到自宅附近的寺廟去確認一下。也許立地在建立後，由於周邊的變動很難確認，但是關於配置方面，幾乎全都與先前的說法一致。

一般而言，和尚和神主比起「下界」的我們而言更為長壽，其理由就是因糙米等粗食和規律的生活所造成的。

假如我們也如同他們般吃糙米，早睡早起的話，也不見得就能長壽，就能延伸生命。那是因為除了飲食和生活週期之外，還有些原因，這答案可能就在寺廟和神社自古傳下來的配置吧！

由於配置的關係，使寺廟中產生左轉的漩渦，在這漩渦中生活的和尚就能長壽……。

自古傳下來的說法，或者是「法度」的傳承，當然具有一些意義存在。而神社、佛閣承襲了這些傳統，這些配置當然也隱藏了一些對我們而言有好影響的「事物」，這並沒有什麼奇怪的。

金字塔和巴比倫塔

埃及首都開羅到耶路撒冷的地區，至今還有許多的金字塔。這巨大的建築物，衆所周知，它是古埃及王的陵墓。

據說當初建造了金字塔六十座至八十座，但是有些已經毀壞，因此正確數目不明。現存金字塔中最大的是克夫王的金字塔，高一四七公尺，底邊長二三三公尺。在十九世紀以前，克夫王的金字塔被視為世界最高的建築物。但是底部各邊長度的誤差不到二十公分，技術實在非常的驚人。

不只是巨大，自古以來就確認金字塔具有神奇的力量。著名的說法就是「金字塔力量」。金字塔或者是做成金字塔模型的物體中，如果放入雞蛋，雞蛋不會腐爛。不只是雞蛋，而且可以促進植物的發育。在實際的金字塔中，即使濕度很高，但是木乃伊卻不會腐爛而能夠保持完整的形態。

大家都知道，金字塔中有螺旋狀的樓梯。這個螺旋狀的樓梯，事實上是朝左轉的。建造巨大金字塔的技術，以及不可思議的金字塔力量，和朝左轉之間應該具有一些意義存在。在底格里斯河和幼發拉底河之間的美索不達米亞地方，於紀元前四千年時，擁有興盛的東方文明。其代表建築物巴比倫塔，也是左轉的螺旋狀。雖然「聖塔」的遺跡只剩下基礎部分，但是據說被選中的女性，獨自一人佇立在最高層上，就會有神降臨該處。

神的意志沿著左轉的巴比倫塔，呈螺旋狀下降，傳達給衆人知道。可能金字塔左轉的螺旋梯也具有同樣的意義吧！

不只是埃及和美索不達米亞平原，在日本也有一些巨大的古代遺跡。其中被發現的壁畫，是幾千年前所畫的，但是鮮艷的朱紅色仍然保存著。此外，像銅劍或矛等，以現代物理學的尺度而言，根本不應該存留下來的東西，現今仍然完完整整的保存著。照說鐵打造的東西應該很快就氧化腐爛了。這些現代科學無法證明的現象，在古代遺跡中都發生了。

而日本的古代遺跡中最著名的就是仁德天皇陵，和金字塔同樣的是「國王」的陵墓。看到這巨大的建築物，你有什麼感想呢？

看空中拍攝的照片發現，獨特的形狀是模仿「無限大圈」的模型建造出來的。無限大圈，無限大……8……這個圖形到底隱藏什麼秘密呢？仔細想想，從上方看金字塔，二個底邊和四角連結線，也形成了無限大圈。而且不只古代遺跡，一些無名的神社、佛閣全都是由無限大圈所構成的。而其旋轉方向，也與神的自然吻合，是「朝左轉」的。

無限大圈為何朝左轉呢——有起點當然需要終點。終點是什麼呢？以金字塔而言就是獅身人面像，以神社而言就是石獅狗。而且都是呈一對，方向都是以左邊為起點，右邊為終點。

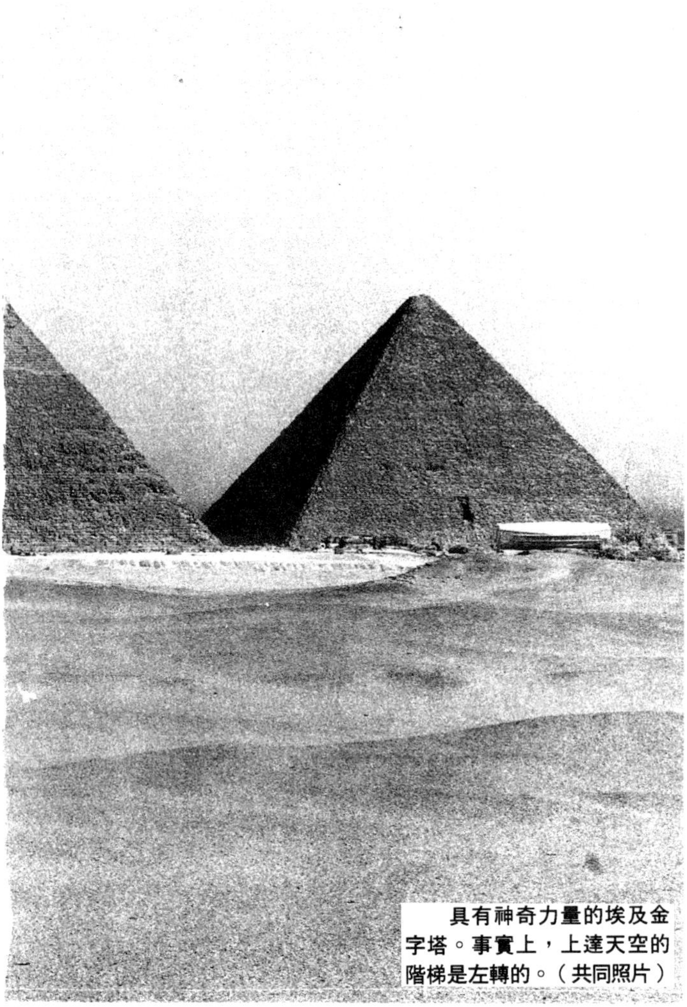

具有神奇力量的埃及金字塔。事實上，上達天空的階梯是左轉的。（共同照片）

第四章　歷史中有真理

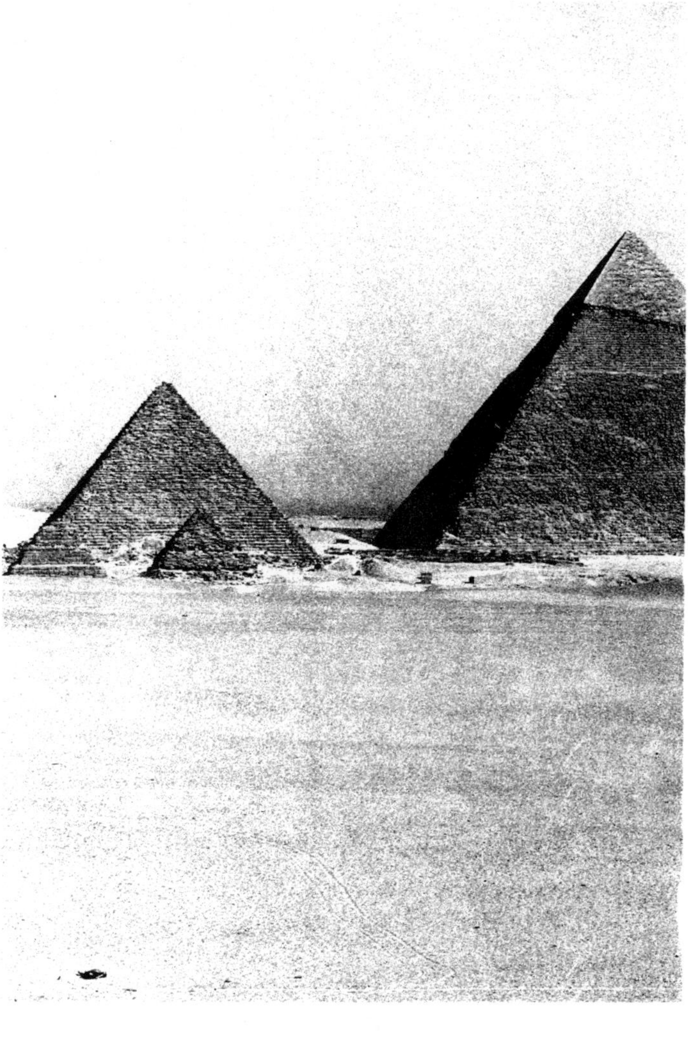

放在神社前的石獅子狗，也許事實上就是左轉的起點。

卍與鐵十字（卐）

卍與鐵十字——看似類似的兩個標誌，可是卻具有完全相反的意思。

卍，大家都知道，那麼「鐵十字」到底是什麼意思呢?也許有人不知道，在此為各位說明一下。

德文中（HARKEN）是釘的意思，（KREUZ）是交叉的意思，也就是鐵十字的意思。一九二〇年希特勒為了對抗馬克斯主義的紅，因此作成新的黨旗，於是成為日耳曼民族祖先亞利安人勝利象徵的鐵十字，與象徵社會主義思想的紅，和象徵自由主義的白組合，作成了納粹旗。

但是這個鐵十字，各位如果仔細看的話，就知道它是朝右轉的，而卍卻是朝左轉的。也就是說鐵十字應該說是卍的反字。

卍，這個字的語源是梵語——古印度的文語，意思是功德圓滿。

將卍反過來後的鐵十字……也許讀者認為是個不祥的象徵吧!而且又是違反自然的流向「朝右轉」。

再回想一下在歷史課學到的納粹德國，由具有魅力性的希特勒率領，侵略歐洲全境，曾

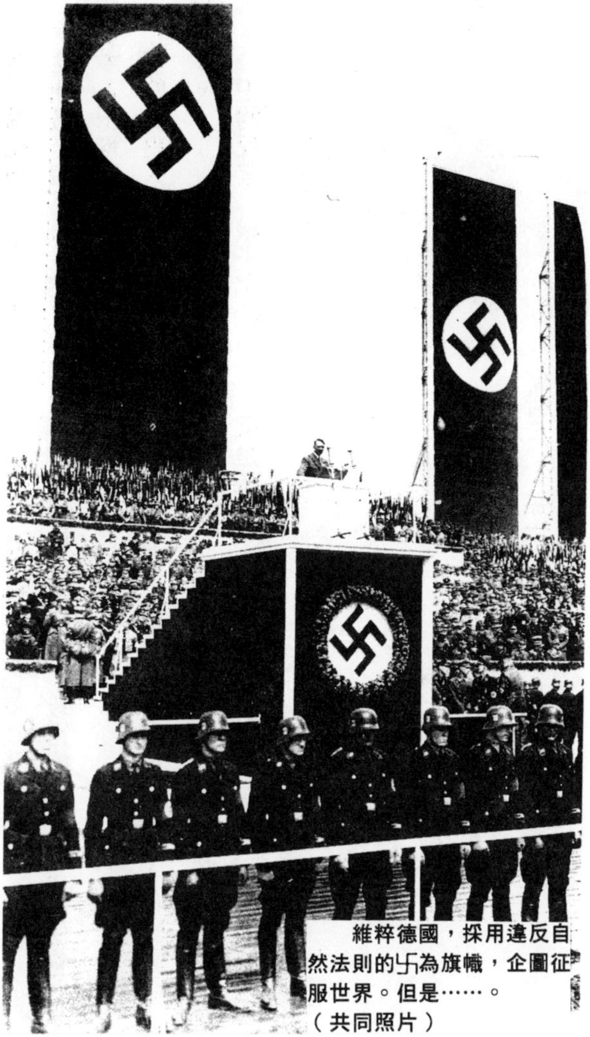

維粹德國，採用違反自然法則的卐為旗幟，企圖征服世界。但是……。
（共同照片）

盛極一時的納粹，其繁華就如曇花之一現，最後還是走向滅亡之路。在其背後還隱藏著大肆屠殺猶太人的歷史悲劇。而他的旗幟是鐵十字……。

各位還記得一九六六年八月九日，發生在美國的夏儂泰德事件嗎?住在洛杉磯高級住宅區比佛利山的女演員一家六口被殺害的事件，當時殘暴的景象，相信很多人記憶猶新。

事件的犯人，是一位叫做查爾斯曼森的男子。被逮捕時這位兇惡犯者的額頭上，也印著鐵十字。

「卍的反字」鐵十字「卐」，就是滅亡、消滅的記號。

第五章

人體基本上是不平衡的

人類的身體是一側優勢

現代是車輛社會。一天當中擦肩而過的車輛，到底有幾輛?數都數不清。殘留在記憶當中的數目可能是一輛、二輛……有的外觀豪華氣派，有的則可能是遭遇過事故，外部受到損傷……當然看起來較平常的車輛，我們很容易便忽略了。

總之，沒有特徵的東西就難記得住。

請試想一下剪輯照片，在找尋事件犯人時，要憑著目擊者的記憶，以人為的方式，製造出犯人的畫像來，其重點當然是這個人所具有的特徵。例如，什麼地方有顆痣，或者是細眼睛、歪鼻子、眉毛稀疏……。

基於這些特徵，警方從幾百萬張資料照片當中，一一對照特徵，而加以組合。

人類的臉，如前述的車子一樣。如果是非常完善，左右對稱的話，情形又如何呢?如果光靠「眼睛很大」這個單純情報，要製作圖片比較簡單。但是如果沒有特徵，無法殘留在記憶中，就無法製造圖片了。

人類的臉本身就是不平衡的，一旦記住了就很難忘懷。

在街上和記憶中的人物擦肩而過。

「咿!你就是那個時候的……」「你還好吧!」「啊!真是奇遇」「我們到那兒喝杯茶

吧……」

會有這種情形出現。

同時自己一邊喝茶一邊會想：「唉呀！人還是不能做壞事呢！」

——一旦被人記住，就很難忘懷。

因為人類的臉不是左右對稱的，所以再遇見時，就很容易認出對方。是這樣嗎？也許你不相信。站在鏡子前仔細觀察自己的臉，相信你就瞭解了。眼睛是右邊大，鼻子往右邊彎曲，耳朵左邊大、口往右端上翹。就如這張臉所代表的，人類身體是在左右不平衡上成立的。手的長度也不同。如果都一樣的話，相信服裝店、鞋店的技術也不可能會進步。這些現象在本書中稱為一側優勢性。

臉

經由電視或雜誌的企劃，將演藝人士的臉左右相反的照片拍出來。雖是看過的人，卻又判若兩人。這是因為人類臉的右半邊和左半邊並非完全相同。

幾乎所有的人都有二隻眼睛，二隻耳朵……具備「常人」的五官。所以並不在意臉的左右兩邊那些微的差異。可是某些年輕的女孩，可不這麼想。

像電視作街頭訪問時，「妳最討厭自己臉的哪一部分呢？」受訪者的回答：「左眼比較

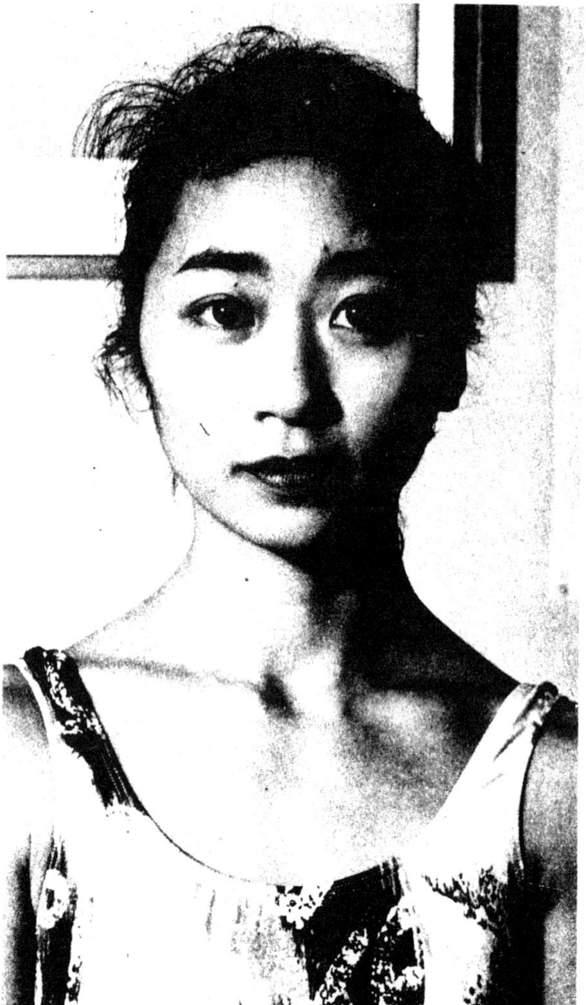

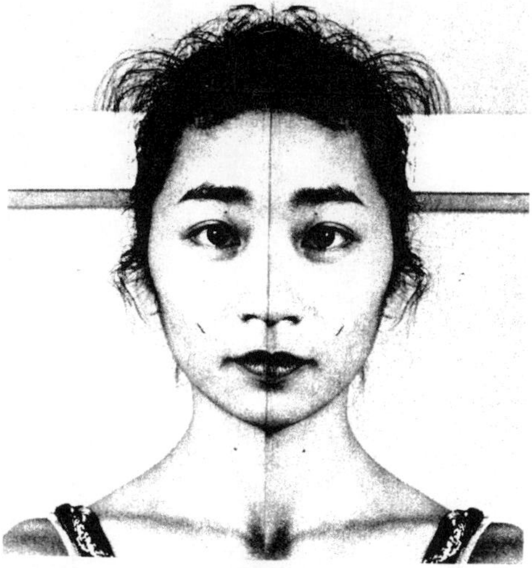

▶右半邊合成照片

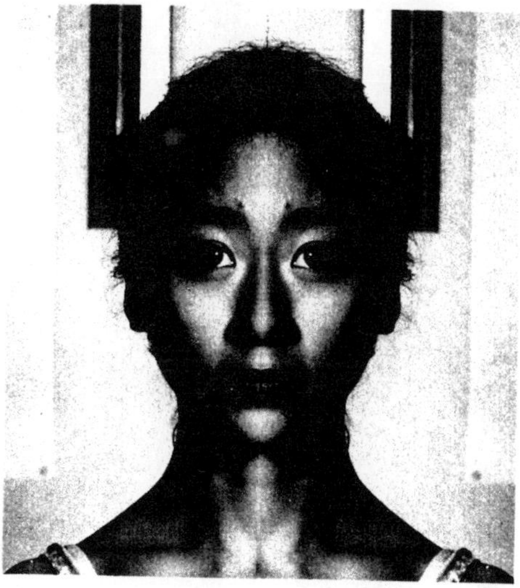

◀左半邊合成照片

小」或者是「右眉太淡」，會說出些不滿。在家中獨自一人照鏡子，會感到煩惱，的確令人同情。不過由此可知，她們根據經驗就了解到，臉的左右是不同的。

我們會以自己的臉為樣本，或觀察車上、街上與我們擦身而過的人的臉，你將會發現到沒有人是鼻子挺直、左右均衡的臉。

並非左右不平衡就是醜的，甚至該說左右擁有適當差距的臉才可愛，容易讓人有好感。人類的臉雖然左右不同，鼻子稍微彎曲，但是人們是以整體印象決定喜歡或者是不喜歡。

請面對鏡子，以自己的臉為樣本，研究一下臉的左右差距吧！

髮旋兒、頭髮

你的髮旋兒是往右捲？還是往左捲？有句話說「髮旋兒左捲，頭腦不好？」，而被視為傻瓜。

但是所謂「普通的」或是「平均的」髮旋兒，到底是何情形呢？現在為各位介紹一下關於髮旋兒的調查結果。首先關於髮旋兒的捲法，順時針方向的為右捲，有六十％。逆時針方向的為左捲，有四十％，右捲者稍多。根據美國和德國的調查，右捲為七五％，左捲為二五％，右捲者佔多數。

其次就是髮旋兒的位置，偏向右側的人占五十％，中央者為三十％，偏左側的人為二十

%，以偏右者居多。

由此可見，右捲而且在頭正中央偏右的髮旋兒，就是「平均的髮旋兒」。但是這只是比例的問題，在我們頭上的髮旋兒，到底是往右捲，還是往左捲，因人而異各有不同。有的人甚至有兩個髮旋兒。不過每一種髮旋兒都是「普通」的，沒有哪一種是「異常」的。

當然「左捲的髮旋兒，頭腦不好」是迷信。倘若是真的，那麼每十人當中，豈不是就有四人「頭腦不好」。所以千萬不要因為自己的髮旋兒往左轉，而感到自卑。

此外，頭髮的分法左右不同，也就是所謂的「七三」分的分法。調查結果發現左三分、右七分的人佔八十五%，而相反的分法只有十五%，而額頭右側擁有頭髮的人較多。雖然沒有特別規定，但是這種分法也頗耐人尋味。

附帶一提，馬的鬃毛大多是朝右側下垂。只要到賽馬場去，注意一下正在跑步的馬，你會發現，七成以上鬃毛都是往右下垂的。

不可思議的是和人類頭髮的分法，比例大致相同。將人與馬相比，是有點失禮了，但是我想這也有點自然法則的作用吧！

眼與鼻

照鏡子就能夠一目瞭然，左右眼睛的大小，形狀有很大的差距。再仔細看一下……「我的眼睛左右竟有這麼大的差距……」也許你會感到驚訝。自己長年相處的一張臉，竟然對它如此不注意。

可是如果因此就覺得深受打擊的話，恐怕就很難再繼續下去了。這只是光看眼睛而已，還有很多新發現正等著你呢！

請再次仔細看看你左右的眼睛，哪邊較大呢？

一般而言，人類的眼睛右側較大，也就是說笑的時候，左眼比右眼瞇得更細的人較多。其次，眼睛上面的「眉毛」，左右也是不對稱的。右眼和「右眉」在左眼和「左眉」稍上方的位置，而右眼眼尾稍微的朝上。另一方面，左眼的下眼瞼和右眼的下眼瞼相比，大多接近水平。結果便是，右邊眼尾到右側嘴角的距離比左邊更長。

鼻子的形狀事實上也有許多種，有的挺直，有的左右彎曲、有的高、有的低、有的大、有的小，仔細看看，會發現許多有趣的形狀。自古以來，對於鼻子的形狀，也有各種不同的稱呼。例如鼻子又塌又大、鼻孔張開較大者，我們稱為獅子鼻。像鳥喙一般彎曲的，我們稱之鷹鈎鼻……等等。

從正面看人的鼻子，都不會在臉的正中央線上，通常都是偏向右側。而且人的左右鼻孔的形狀也不相同，左邊鼻孔大於右邊（張開）而且稍微朝下。一般而言，右邊鼻孔是在左邊鼻孔的稍上方。照鏡子仔細凝視自己的鼻子，就可了解，原來左右差距是如此明顯，又不禁會想「為什麼以前都沒有察覺到呢？」聞到些難聞的氣味，我們難免會「皺鼻」。事實上，就算沒有任何異味，我們的鼻子原本也是彎曲的。

耳、頭

之前已為各位舉例說鼻子朝右彎曲的情形，凝視鏡中自己的臉，先別訝異，還要繼續下去呢！

其次是耳，難道……對，就如你所觀察的，耳也不是左右對稱的。

原本掛著耳朵的頭就不是完美球形，在探討耳朵之前，先探討一下頭的「歪斜」。

我們的頭無論你從哪個角度看，都不是均匀的「橢圓形」。一般而言，左半邊比右半邊稍微凸出，因此左邊的額頭及顴骨都比右邊稍微往前凸出。左邊的臉頰看起來也比較胖。

戴眼鏡的人應該就了解，眼鏡兩側的鏡架掛耳也不盡相同。左邊的掛耳比右邊的掛耳更朝外張開，因為頭是扁圓形的，所以頭會形成左在前、右在後的歪斜情形。

因此，掛在這個「扁圓形」兩側的耳朵，當然也不是左右對稱的。

既然知道頭的左半邊比右側更朝前凸出，因此右耳朵的位置，也比左耳稍後又稍高些。

而且左耳比右耳稍大，肉比較厚，這個傾向連剛出生的嬰兒也是相同的，所以不是後天造成的。

當然也有相反的情形，有的人左耳比右耳更小。世上為了左右耳大小不同而煩惱的人大有人在，不過當你了解這個問題存在於每個人身上，感覺應該好多了。

口、齒 1

每個人的口因人而異，各有不同的大小和形狀，這是衆所周知的。

不只是形狀和大小，連上下唇和臉的正中線（中心線）是否呈一直角呢？

事實上幾乎沒有人如此，觀察靜閉的口型，你將發現右嘴角比左嘴角，稍微上揚。

也就是說唇線是由左至右，朝斜上方橫陳。這又像鼻子右上左下的關係一樣。

再談談口中的牙齒，在說話或笑的時候，我們會注意到他人的前齒。有趣的是幾乎沒有人的下上前齒線和臉的正中線成一直角，都會有一點歪斜。而大部分是上方前齒的下線從此人的右上方朝左下方斜行。

也就是說，前齒上下互相斜向並行咬合，就如先前所說的嘴唇，也是右朝上，左朝下斜行。

而這種上下前齒的傾斜，隨著年齡的增長，會更為明顯。

作裁縫的女人用牙齒咬線時，使用的是犬齒，且是左邊的犬齒，為什麽咬線要使用左邊的犬齒呢？

這是因為左邊上下犬齒能夠輕鬆咬合。而右側就較困難了。也就是說像線這樣細的東西，用左邊犬齒比右邊犬齒容易咬斷。這就是由於牙齒的構造所形成的。

口、齒 2

由此可知，下顎的運動依循著一定的法則。為了完全咬合，配合牙齒的偏差，必須使得牙齒的下顎也呈斜向移動。也就是說，要使上下齒剛好吻合，所以下顎會從右下方往左上方移動來咀嚼食物。

不知是因為牙齒是斜的才變成這種情形，還是因為下顎的動作，而使牙齒變斜。總之，我們在無意識當中，就會做這種自我調整。

如果你要咬人的話，建議你使用咬合較好的左犬齒，如此定能在對方身上留下清晰的牙印。

如先前所敍述，人類的臉絕對不是左右對稱的。

可以向任何人要兩張不要的照片，用剪刀自臉的中央直向一剪為二，然後將左右各一半的照片，做成二張臉，會發現出現了二張和原先似是而非的「另二張臉」。

而將這「二張臉」加以比較時會發現，用右半邊做成的臉看起來比用左半邊做起來的臉要聰明、更開朗，看起來更有氣質。原因是右眼比左眼大，而眉毛、眼尾、耳、鼻、口、眼睛都比左半邊更在上方，而且較有緊繃度。

左右的差距不只在安靜時會出現，在高興時、悲傷時、笑時、生氣時……各種情況下，左右臉各自作出不同的表情。

就好像有「雙重人格」一樣——人類的臉產生兩種人格。

手、手臂、手指頭

「你的手左邊、右邊哪一邊比較長呢？」

對於這個問題，你會怎麼回答呢？

「左右手的長度不是一樣的嗎？真沒禮貌！」也許你會生氣，不過，「慣用右手者，右手是否會比較長呢？…」我想這樣的回答比較好——。

一般而言，大家都認為左右手的長度是相同的，但事實上左右手的大小和長度都不相同。

也許你會認為是「右撇子和左撇子的不同吧」。但是這個差距，不管是右撇子或左半撇子，都有共通的傾向。

國人大都是右撇子，不論拿筷子、寫字、投球、釘釘子，所有的作業，大多數的人都是以右手完成。

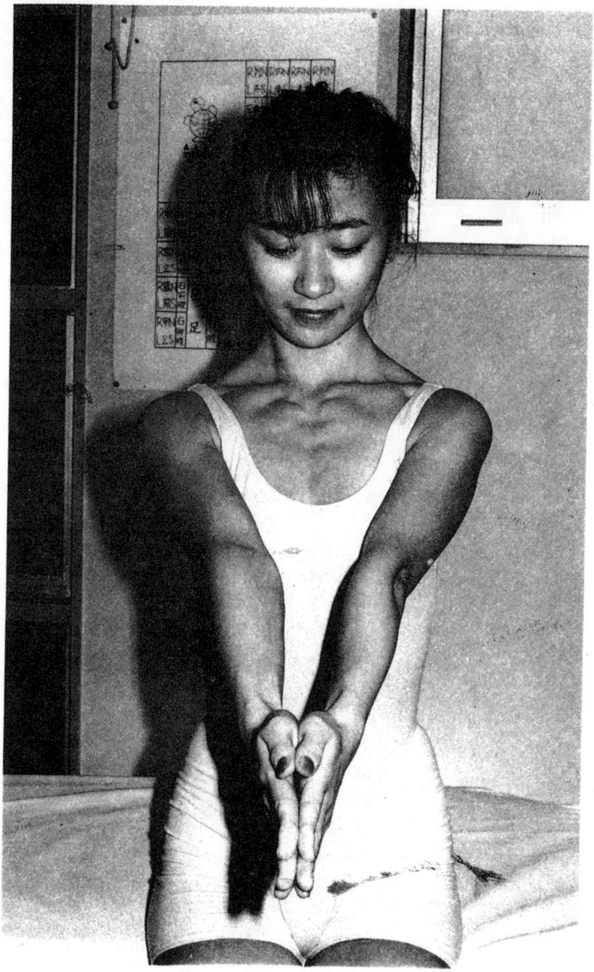

人類左手與右手的系統……
，伸出時比較，的確不同。

即使是左撇子，在孩提時代就會把大人指為「很難看」，通常會被要求改用右手。因此使用右手的比例還是比較高的。

也因此我們會誤以為，經常使用的右手應該會比左手更發達更大吧！這樣的想法，看似合理，事實不然，大多數的人都是左手比較大。

「怎麼可能？」別猜疑，將你的雙手合起來看看。左右手的中指根部的橫紋正確的吻合，將雙手停在自己的眼前，看看哪一手的中指較突出。結果是……左手中指指尖明顯的突出。大部分的人左手中指比右指長一～七公厘。

中指較長，因此左手手掌也較大。

對手腕而言，也是同樣情形，通常認為右撇子使用右手機會較多，右手腕應該會比左手腕更粗。但事實上慣用右手者，仍是左手腕較粗。

實際握手腕時，也會感覺左手腕較粗。但這絕不是因先前所說，右手指較短而產生的錯覺。

用右手手指握左手腕，左手手指握右手腕，因此會覺得右手腕較細，左手腕較粗。

其次談到手指的粗細，雖然右手比左手小，但是手指的粗細右手比左手粗，只要將同樣的戒指戴在左右手無名指上，就可以瞭解了。

此外，比較指甲的大小時會發現，左手指甲比右手大。馬蹄也幾乎是左蹄比較大。

再回到開頭所問的手（手臂）的長度。

相信各位已經知道，左手臂比右手臂更長了。懷疑的話，請將雙方手掌相對貼合，伸到自己的前方，比較左右手臂的長度。大部分的人左手臂會比右手臂更長。

到百貨公司買回來的襯衫或者西裝，穿起來時會發現，左袖好像短了一些。因為左手臂比右手臂長，這也是理所當然的事情。有經驗的人，在作新衣服時，會要求裁縫將左邊袖子做得長些。而在可以修改服裝的服務店買衣服時，也可以將左袖放長。

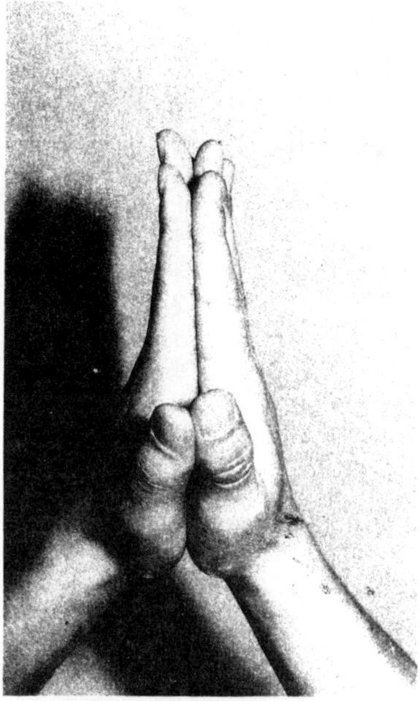

將中指根部的橫紋對合，比較手指的長度，就可以確認左邊較長。

雙手形狀，左右各具有特徵，我們再來比較一下。

這時會發現，右手肘（關節）比起左手肘而言，較不容易伸直，有點彎曲。就算想勉強伸直，也很難做到。

這可能是因為慣用手手肘較少伸直，經常彎曲以產生強大的力量來工作。因此手肘稍微彎曲，對工作比較有利。

像棒球選手投球是其日常生活的一部分，當然慣用手的肘關節會彎曲。

此外，將雙手手掌貼合，舉到自己的前方，比較左右前臂的形狀會發現，右手臂肘關節附近前外側的肌肉稍微朝向外側（右），而且右前臂上方較圓，寬度比左手臂稍微狹窄些。

說到手，右撇子的右手手臂、手指和左手相比，看起來比較頑強。而手指通常也是右手指比左手指更寬、更粗。

腳、腳的長度

人類的手在先前敘述過，並非左右平等的。現在我們再看看腳。

我們使用手做各種作業，但是只要不倒立，不會用手支撐身體。

而腳要走路、要跑步，甚至要跳躍，任何時刻都要隨時支撐體重移動身體，因此腳比手的形狀更大。

一般所說的「右撇子」或是「左撇子」，主要是指手。對腳就沒有這樣的說法了，但是慣用手與慣用腳大致相同，右撇子的人大多也以右腳為慣用腳。

在此，我們要敘述一下「慣用足」以及「軸足」。站立時或是走路、跑步時支撐身體重量的腳稱為「軸足」。以軸足為中心進行各種動作，而另一腳則稱為「慣用足」。

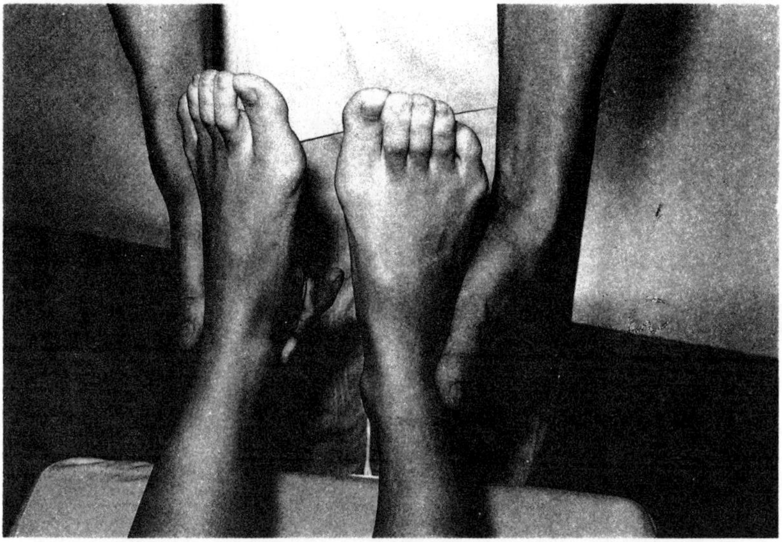

仰躺時檢查腳的長度，會發現左右長度不同。當然是左腳較長。

例如，花式溜冰的跳躍動作，踢水起跳的腳是「軸足」，用來旋轉及表現的腳就是「慣用足」。

話題再回到主題上，人類的手大多是右撇子，但是左手大於右手，且左手臂長於右手臂。但是腳呢？到底是左右相同，或者是互有大小、長短之別呢？

腳的長度……並沒有特別測定「腳長或短……」，不過我們還是可以比較一下左右腳的長度。這個測量方法比較困難，必須背對著牆壁坐著，將腳試著伸向前方。也許自己測量很困難，不過事實上腳的長度和手一樣，是以左腳較長。大部分的人，左腳約比右腳長一公分。

一九七九年外國某醫師測量腳的長度，得到以下結果：

左腳比右腳長五四・三%

右腳比左腳長三五・六%

左右腳等長七・〇%

此外，測定骨骼結果，也與此一致，其差距通常為一公分左右。

腳與其軸

人類不管是停止時，或者是移動時，都是左足荷重，也就是說左腳要承受較多的體重。

請注意街上的行人，左腳會在由頭開始下垂的下垂線下方附近著地。簡單的說，只要看車站月台等車的人便知，大多數的人都是右腳休息，而將體重置於左腳站上。

又如從事站立工作者，大多是右腳在前，左腳在後的進行作業。而且在後方位置的右腳腳尖比左腳更朝向外側，也就是說右足會形成輕微的〇型腳。

另外，母親揹孩子時，也有他的傾向。她們揹孩子時，並非用背部的正中央，而是將孩子的頭靠在右肩，稍微斜向揹孩子。這也是體重置於左腳的現象之一。

由此可知，體重偏向於左腳，左腳當然比右腳大。

先前說過，右撇子的右手比左手小。但是以腳而言，軸足較粗較大，也就是說，即使慣用足是右腳，但是左腳通常比右腳大。

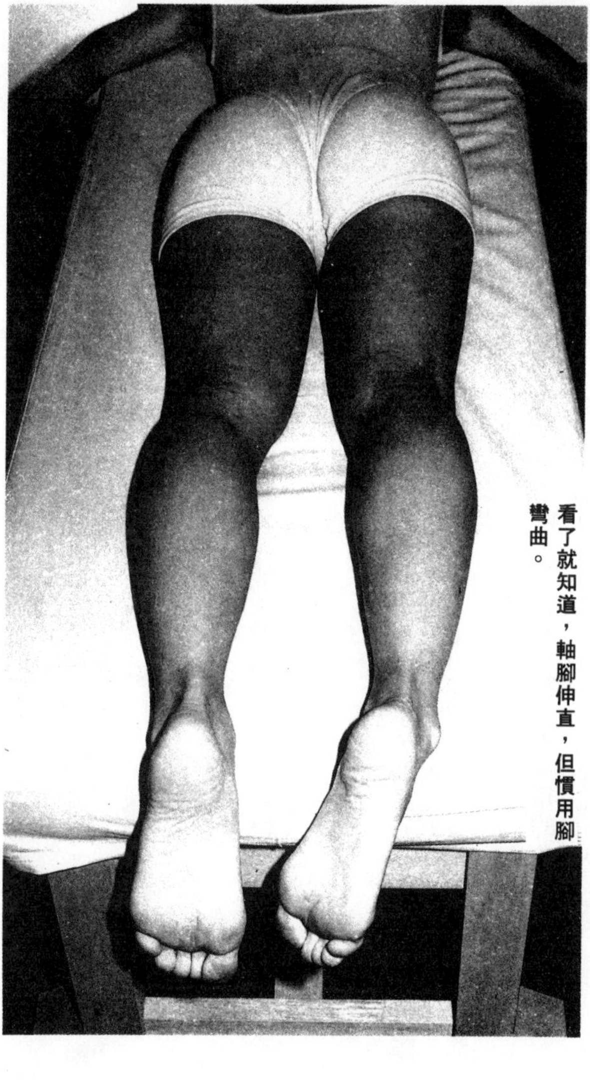

看了就知道，軸腳伸直，但慣用腳彎曲。

買鞋時，一般來說，傍晚時間比較好。

這是因為傍晚的腳比早晨更為膨脹，腳較大。但是若用右腳試穿鞋子，可能會買到太緊的鞋子。所以應該用較大的腳，也就是左腳來試穿鞋子，才能買到合腳的鞋子。

在羅馬、東京兩屆奧運會中奪得金牌的「馬拉松之王」阿貝貝比基拉，他的腳也有明顯的左右差距——右腳比左腳更細更小。

所以人類的左腳比右腳大，是很自然的事。

此外，左右大小差距較大的人，似乎更能成爲優秀的選手。

而在賽馬方面，左右蹄大小差距較大的馬，可能力量更強、跑得更快。

膝、足脛、足踝 1

竟然左腳為「軸足」、右腳為「慣用足」的功能已經決定了，而且其大小長度也有差距，左右腳的走路方式，用力的方式等運動性，自然也會產生差距。

在此為各位敍述一下左右足形，尤其是肌肉和關節。

觀察足形，看女性最方便，請注意在車上時，坐在對面穿著迷你裙的女性的足。

不要有任何猶豫，我們只是認真的在研究人體，但是絕對不要偷瞄，或是露出難看的表情。要若無事其事的觀察。

只要仔細觀察就可了解，我們的右足不論是大腿、膝，或者是足脛，其肌肉都是稍微朝外（右側外展）。也就是說右足整體朝外（右側扭轉）。

關於這一點，只要坐在地上，雙腳往前伸出，兩個拇趾併在一起，就很容易判斷了。腳拇趾併在一起後，放鬆雙腳的力量，讓兩腳的拇趾分開。這時右腳就會自然的朝外（右側外展）。

由於右腳有整個腳朝外（右）扭轉的傾向，所以右腳尖不管是在輕鬆站立時，或者是以「立正」的姿勢站立時，都會比鞋子尖更朝向外側。

請看看坐在你對面位置的乘客的腳尖，請注意左右腳尖的方向，大部分人的右腳尖會比鞋子尖更朝向外側。

人坐在椅子上也有一定的法則。

現正坐在椅子上看書的人，請把意識集中在臀部，會發現有左臀比右臀坐得更深。

這與慣用右手或左手完全無關，是一般人都有的傾向，因此坐下來的時候，我們的體重是置於左臀上。

膝、足脛、足踝 2

從現在開始，請你儘可能脫掉褲子，看著眼前雙腳繼續下去。

首先是膝，一般而言，左膝比右膝更大。你的膝是不是也是如此呢？

右膝關節比左膝運動量大，膝能夠伸直。

試著坐在地面上，雙腳朝前方伸直，手背朝上將手插入膝下，右邊可能比左邊更不容易插入。這就是右膝伸直的證據，所以與左膝相比，縫隙較小，手很難插入。

其次，雙腳正確併攏直立。

這時觀察兩膝的後側，因為右側膝伸直，所以膝內側的陷凹比左側更小、更平坦，而且腳脛後方（小腿肚）稍微朝後方凸出。

和膝同樣的，腳脛的粗細也是左側比右側粗。看穿迷你裙雙腳併攏坐下的女性，或者是站直的女性，將其左右腳脛粗細加以比較時，會發現左側比較類似「蘿蔔腿」……左邊的「脛骨」比右邊的脛骨，稍微往前突出。

最後再簡單的為各位說明一下，腳踝也有左右的差距。

從前面看腳踝關節會發現——左腳踝比右腳踝更寬。這是因為腳踝關節左右都是由左往右稍微扭轉所致。

因此，右腳腳踝之外側的「突出」比內側的「突出」更在後側，所以左腳踝看起來比右腳踝更寬。

如先前所敍述的，我們平常若無其事的「走路的腳」，左右也有很大的差距。而這個差距，是為了我們能夠順利走路、跑步而形成的。
越是仔細調查，越是發現人體真是不可思議。

乳房、肚臍

要比較乳房的左右大小是有點困難。因為不能像其它部位般，只需悄悄觀察周遭任何人即可，而且不能說「我想詳細調查一下，請你讓我看看你的乳房」。

同時，最近女性的胸罩都加有鋼絲，為調整形內衣，所以很難從服裝上看出其大小、形狀以及觸感……哦！對不起，和觸感沒有關係。總之，要知道這一切是很困難的。所以只能運用你的經驗和記憶，再加上想像力了。

大家都知道，無論男女都有兩乳房。當你問某些女性：「你的乳房是多少？」雖然明知你問的是尺寸，但為了逃避問題，她們會說「二個」。

一般而言，右乳房通常大於左乳房，也許你可以從妻子或女友處「確認一下」。

有的人看起來很明顯就有左右的差距，有的人較看不出來，但是右邊比較大，是毫無疑問的。

無論是身為孩子的母親，還是未婚女性，即使是少女，都是右側比較大。所以並不是因為哺乳抑或戀人觸摸的結果，而是天生自然的道理。

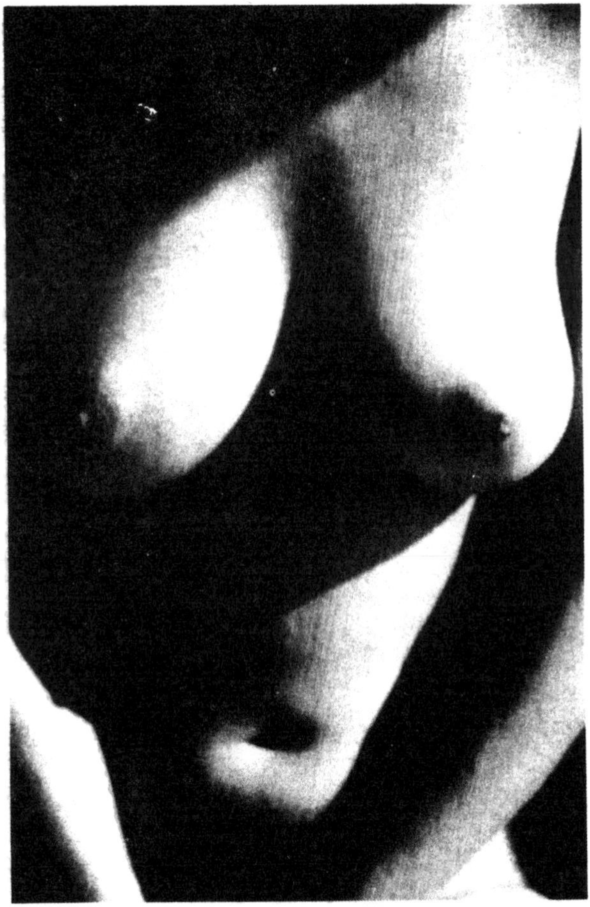

右邊乳房較大，形態完美。
左邊乳房較小，有一點下垂
。

這個左右差距，不只存在於女性身上，男性也有同樣的傾向。

談到男人的乳房，也許你會認為根本無法比較，但請想想相撲選手的乳房。相撲選手通常不穿上衣，所以容易比較左右乳房。仔細看，無論是哪位力士都是右乳房比左乳房大。

發現左右乳房大小不同，有的女性會懷疑「難道我得了乳癌嗎？」而感到擔心。請不要如此多疑。

換個話題，肚臍的捲法也是大多朝左捲的。

肚臍有所謂「凸肚臍」以及「凹肚臍」，有縱長肚臍，也有朝側面擴展的肚臍，各有不同，很難判斷捲法，但是像英文字母「C」，也就是往左捲的肚臍較多。

心臟

對人類而言，心臟是最重要的。大家也都知道，心臟在身體的左邊。

心臟在身體的左側，以某種意義而言是理所當然的。因為人類無論是站立、行走或跑步都是左足荷重，也就是說以左足為軸。而心臟在左側，也就等於心臟在體軸上。

如果在右側的話，那麼重要的心臟，每當在轉彎的時候就會搖晃了。

而心臟本身也是朝左扭轉的，以葡萄串做比喻的話，並不是由正上方往下垂，而是由身體的稍中央側往左扭轉下垂。

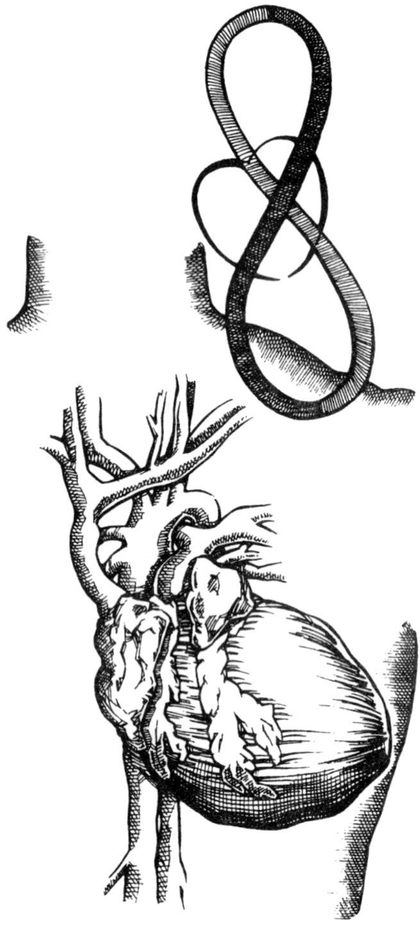

但是偶爾也會出現心臟在右側的人。有的人認為左撇子較有可能出現右心臟的情況，但是，這是錯誤的。醫院的記錄中右心臟者，幾乎都是右撇子。

不管是右撇子也好，左撇子也好，總之心臟在左側。不只是人類，連動物也不例外。

不單是心臟，像伸向腎臟的腎動脈左側朝正側面伸出，但是右側則稍微斜向伸出。也就是說內臟也顯示出左右不同的特徵。

接著為各位敍述一下男性的特徵「睪丸」。

也許有些男性也感覺到了，睪丸左右的大小也不同。一般而言，左睪丸比右睪丸稍大，而且左睪丸比較沒有張力，稍微下垂。

只可惜不能觀察許多人而做比較，只能以自己的睪丸來確認了。

右腦、左腦

大家都知道，左腦和右腦的功能各有不同。

人類的腦分為右半球和左半球二側，每個半球各司其職。左腦較擅長於閱讀、書寫、說話、計算等邏輯的範圍。左腦也可比喻為「電腦」，也就是做智商（ＩＱ）測驗時所知道的「智商」，就是利用左腦測得的。

相反的，右腦則可讀取他人的表情，對於空間具有強烈的認識。直覺、觀念或者是想像

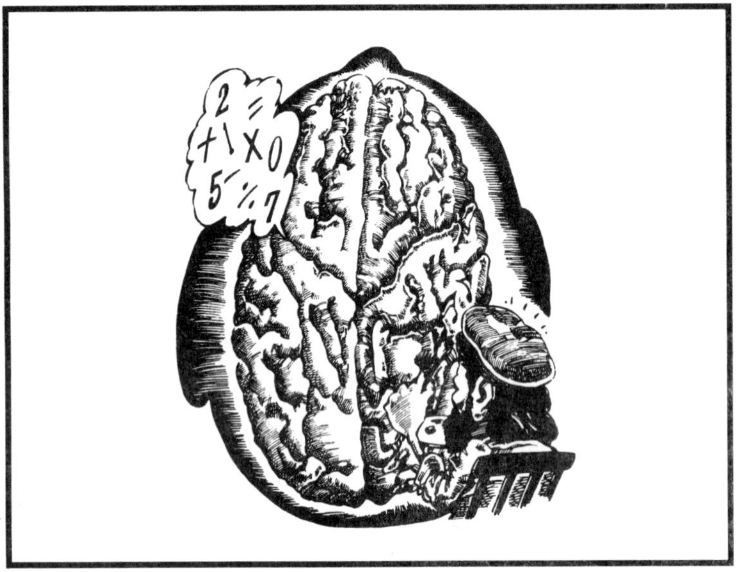

，都是因右腦發揮的作用。對音樂、繪畫的感受，以至於藝術的創作，全歸右腦負責。因此著名的畫家，音樂家都是右腦較發達。

最近家電製品流行的「FUZZY」，與以往的機械電腦相比，更能夠柔軟應對。對於冷氣等溫度調節也能發揮效果。而這個「FUZZY」，就是右腦的電腦控制。

掌管身體左半邊的右腦，而活動身體右半邊的是左腦。

最近，才開始了解腦的不同，我們的身體還有很多未知的部分，只好依賴科學的進步，使我們更了解人類身體左右的差距。

第六章

◎左轉健康法則

第一部・實踐治療篇

PART I

四大治療點的發現

骨挪移——接受整骨治療的患者，首先聽到治療師說的就是這句話。

例如，「這個骨朝前後、左右挪移……。」接受反方向的治療。

挪移痊癒，疼痛就能夠去除，但是，恢復輕鬆，並非痊癒。我們想知道，引起骨挪移的犯人，例如壓力、磁氣、顏色……。

整骨療法哲學，是由背骨的異常，尋找疾病的根源，持續治療約一百年之久，才建立這一套體系。的確，在法治國家之中，整骨療法受到各種壓力，但是卻深受患者的支持。所以整骨治療絕對沒錯。

可是骨異常的現象，即使像我們這些專業者，也不見得就能夠完全治療異常點。

例如，觸診患者的背骨，即使是專業者，也無法保證，何種疾病時，第幾節背骨會出現異常。不過，整骨療法會找出背骨挪移的部位，藉著手法技巧，展現極佳的治療效果。

但是在電視或演講會上，觀察一、二次實際技巧者，也以看來的技巧，進行模擬治療，也能夠得到很好的效果，理由何在呢？

偶爾佇足街頭，會看到把自己的脖子，弄得啵咭、啵咭作響的年輕人，不過，我認為沒

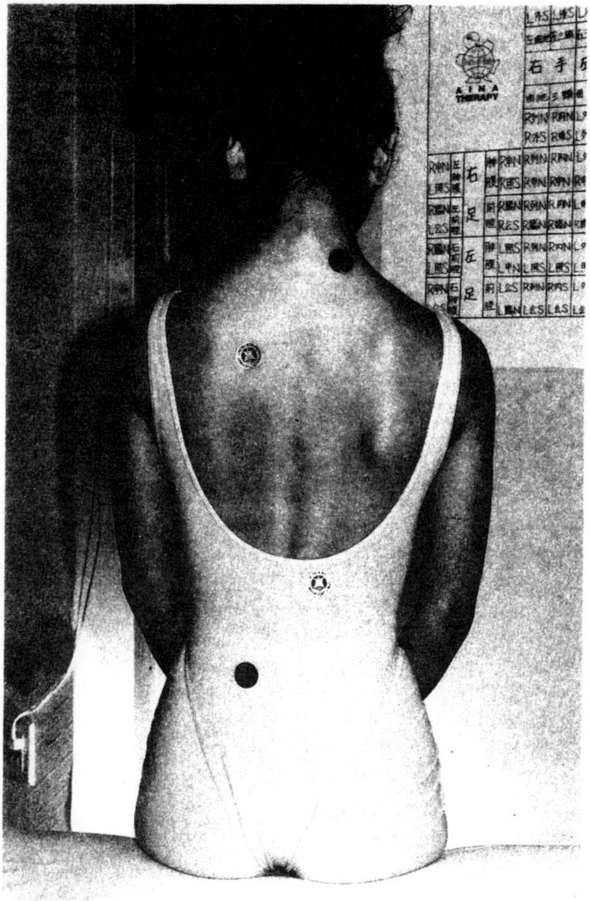

①右頸根部

②左肩胛骨內緣

③右肝臟內側

④左腰皮帶部分

有人會做有害身體的事吧！

可能是因為無法忘懷，由凝痛和疼痛中解放出來的感覺，因此無法停止這種作法。我想無論是誰，應該都感覺到背骨周邊有「某種東西」的存在。

學習整骨療法以後，每個人都會深受其魅力吸引，全力的想要找出背骨的異常，所以會日以繼夜的，觸於背骨，治療其異常部位。

開始學習時，並不是能夠將一位患者，當成所有的例子來考量。必須治療很多的部位，隨著治療，技巧熟練以後，逐漸的治療點會減少。到達一定水準之後，就能夠進行共通有限之治療點的治療。

雖然檢查方法有很多，但是治療點卻有共通點。

我們雖然實習按摩和整骨療法，但是不知道其理由何在？一直無法找出明確的答案。有一天早上，聽到空中大學的平澤教授的一句話，宛如撥雲見日般，讓我非常有自信的迅速前進。他說：

「人類是靠左腳站立。」

以往的治療基本形態是左右平衡，認為背骨是挺直的，當然手腳長度也是檢查的重點。但是，以往我所看到的患者，幾乎沒有左右均衡的人，所以原本左右完全不同的人，要將其身體變成左右均衡，這本來就不是正確的作法。

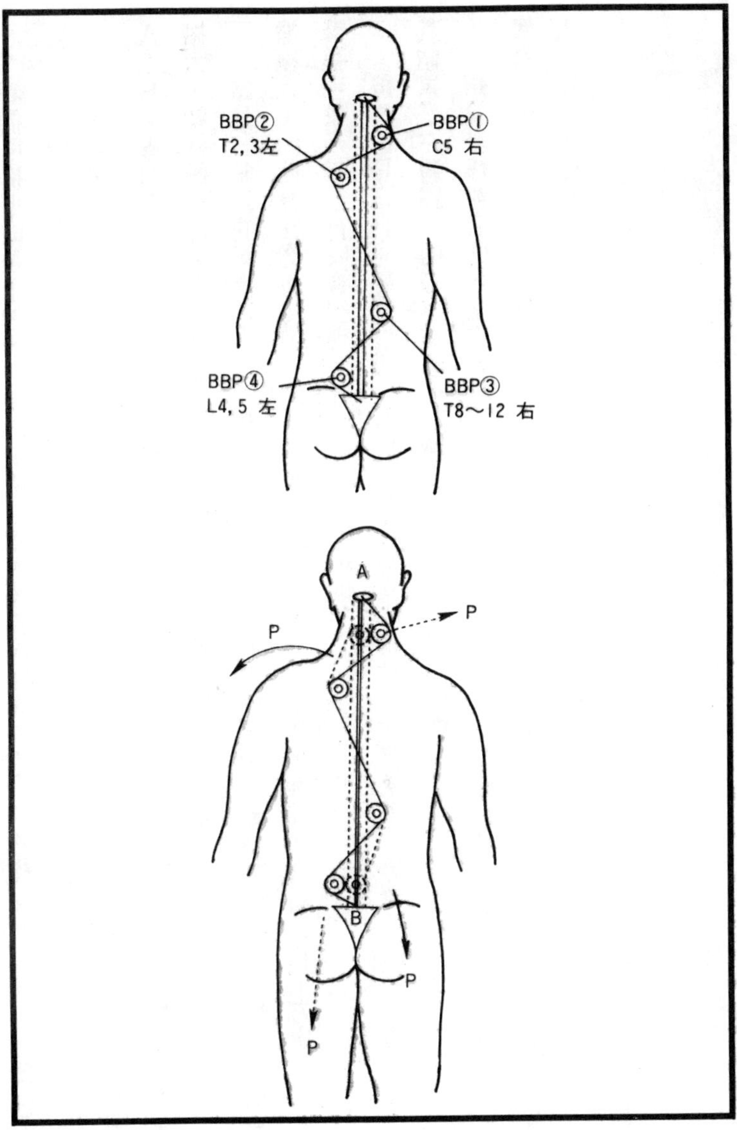
BBP②
T2, 3左
BBP①
C5 右
BBP④
L4, 5 左
BBP③
T8～12 右
A
P
P
B
P
P

我們所提倡的是，如照片和插圖所示的人類背部四大治療點。我稱它為ＢＢＰ（BODY BEARING POINT）①～④。

在這種左右拉扯之中，人過著生活，展現行動。當平衡失調，就會出現各種症狀。插圖Ａ～Ｂ所畫的線，可視為具有彈力的橡皮筋，當代表性的ＢＢＰ發生緊張時，各點的範圍會擴大，朝外側拉扯，尤其是運動選手或是肌力較強者，其強度更強烈。

當ＢＢＰ③的緊張升高時，當然ＢＢＰ②、④的線的緊張度會增加，這一點所造成的負擔極大，因此會在②與④出現症狀。像腰痛症的患者，左腰增強前，右肩胛骨下方出現過度緊張現象，甚至有時會出現「肝臟不好」的煩惱。

但是當ＢＢＰ③最緊張時，即是靠左腳站立的時候。左腳過重，導致③的牽引力增加，其結果是左肩胛骨內緣、左腰椎下部產生肌肉的硬結和疼痛。

結論是藉著治療③能夠去除②、④的緊張。以插圖而言，就是將左腓腸肌（ＤＰ）（＋）變為（－），右腓腸肌由（－）變為（＋）。治療④的結果，使線的張力由左往右蔓延。因此原先左坐骨神經痛的壓迫消失，這個壓迫一旦移到右邊時，就會產生右坐骨神經痛。

——以下將按照各部位，做詳細的敍述。由於一側優勢性理論存在，所以當然會出現背骨的變位、扭曲等。

就好像大自然中，河川的流向也是蜿蜒曲折的——。

自己進行的治療法

人是怠惰的動物。

詢問大部分的患者「有做運動嗎？」他們的回答都是「以前有」或者是「我有參加健身俱樂部」。

換言之，現在大家幾乎都不做運動。雖然想運動，但是在忙碌的生活之中，實在是很困難。因此，即使建議患者實行運動療法，恐怕他們也無法實行。

一旦學會輕鬆之後，恐怕自己就很難奮起。因此，在此為各位介紹的治療法，是躺著、坐著，隨時隨地都能夠輕鬆的進行「去除疼痛」的方法。

結論中曾經敍述，關於人類身體不良的四個部位，對於這些部位，應該如何給予「好的刺激」是非常重要。

如照片所示，沒有道具時可以用手，如果身邊有網球般的代用品，也ＯＫ。即使是忙碌的讀者，也能夠進行。

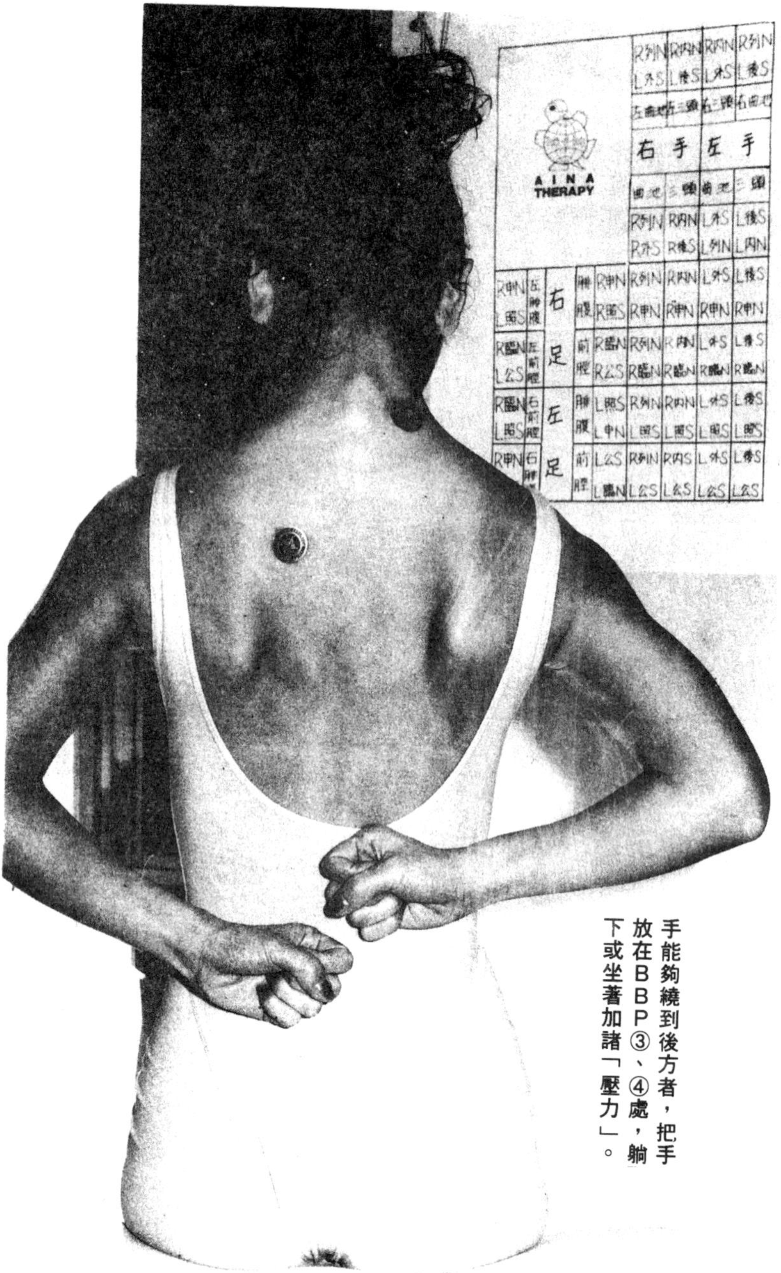

手能夠繞到後方者，把手放在BBP③、④處，躺下或坐著加諸「壓力」。

①下半身痛篇

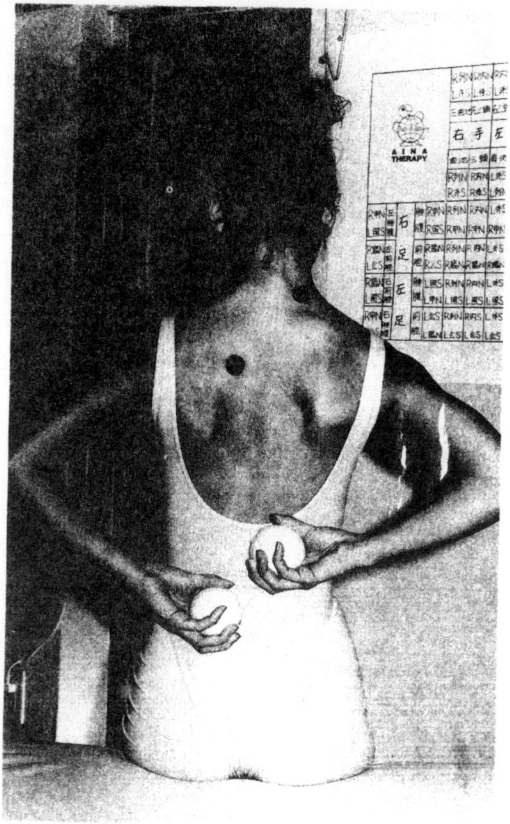

腰痛等下半身異常時，由於BBP③、④異常，要對這部分進行適度的刺激。

這個例子是使用網球，但是可以把襪子捲起，或者是使用高爾夫球等身邊的用具。

②上半身痛篇

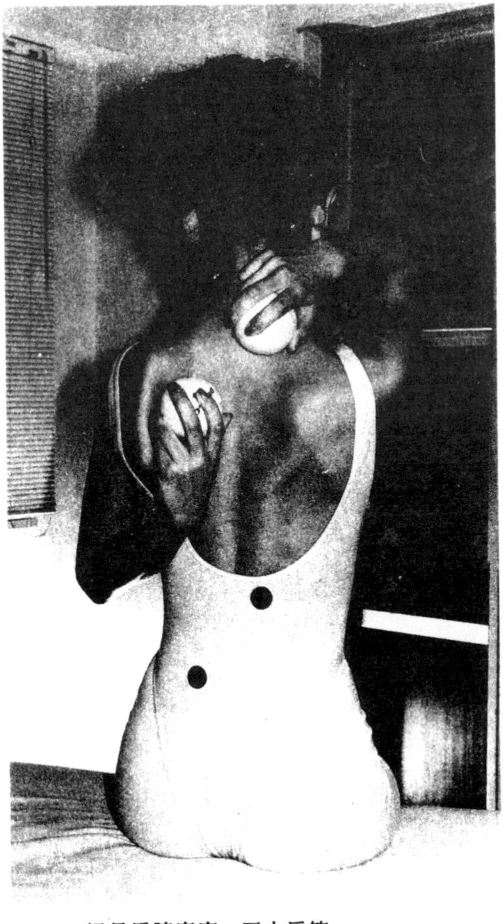

這是肩膀痠痛、五十肩等上半身異常時，BBP的①、②異常。

以下要進行與右頁相同的處理方法。

專門療法（脊椎）

去年七月，由日本衛生署發表關於整骨療法的醫學報告，使得接受整骨的患者們都興奮不已。

的確，包括美國等先進國家，都承認整骨療法的效果，甚至給予醫師的頭銜。此外，W・H・O世界衛生組織，似乎也打算承認整骨療法的效果。

不過，在國內很遺憾的並未得到政府的認定，因此有許多人自行開業。有的人在美國學習六年，有的人只參加一、二天的講習會，就開診所，進行治療。

對患者而言，這的確是很糟糕的環境。請看左頁的手法技巧，看似簡單，可是只有熟練的整骨治療師，才能夠提供完全的保障。

所以，患者們必須具備分辨真正治療師的眼光。治療技術雖然很重要，但是將重點置於檢查的治療師，也是一個選擇的標準。

側彎症

側彎，是指原本應該左右對稱的背骨，朝一邊彎曲的狀態，包括只要改善姿勢，就能夠消除側彎的機能性側彎，或者是不管在任何姿勢下，側彎都不會產生變化的構造性側彎。

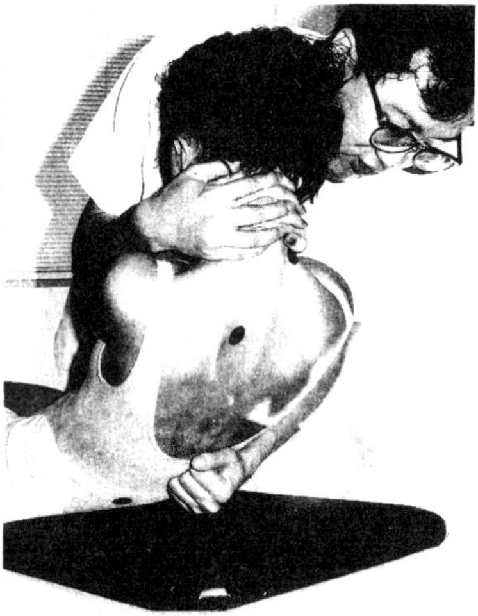

原本整骨療法的手法技巧，大多採取俯臥，並由背部加諸壓力。但是使用這種手法技巧，能夠防範肋骨骨折等意外事故。

整骨療法的手法技巧之中，認為是危險方法的對頸椎的治療，可以將患者的鼻朝上，進行治療。注意不要用力旋轉。

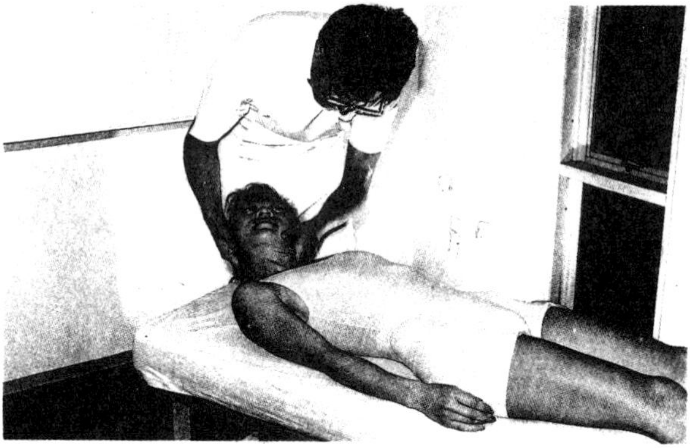

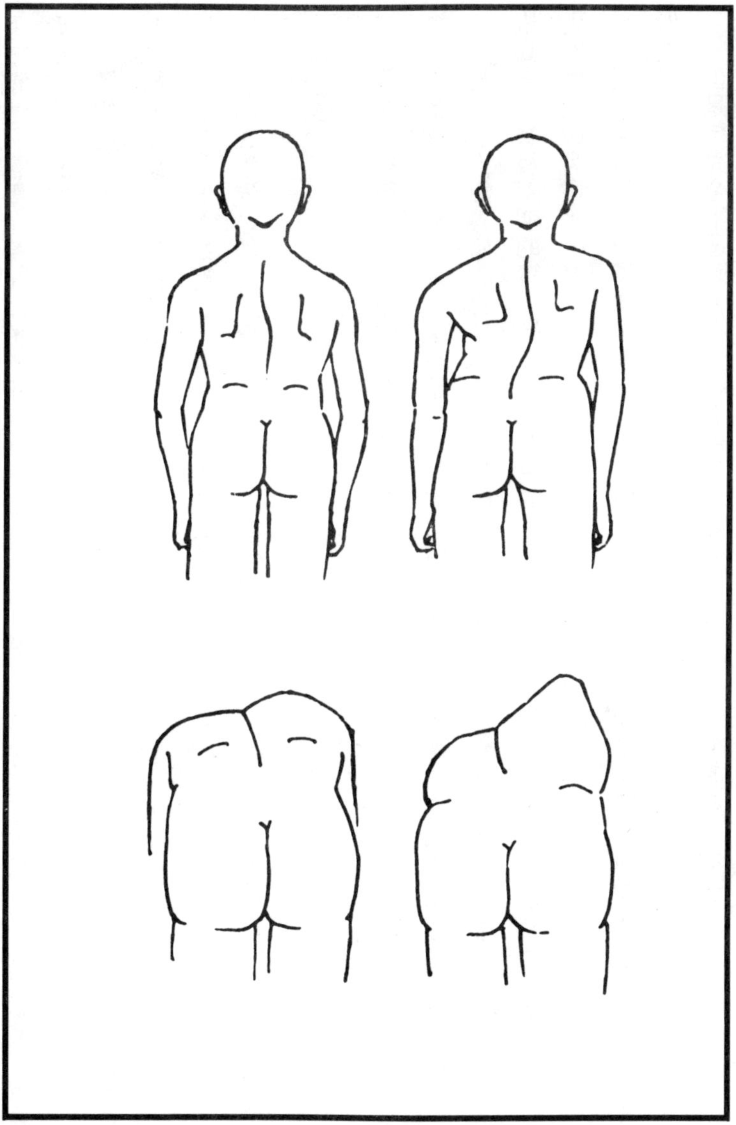

前者只需要治療，就能夠復原，由插圖即可了解，一旦做前屈的亞當斯測試檢查，就會發現右邊肝臟內側隆起。由此可知，側彎症是因為左腳荷重負荷所造成的病症。

單側過重，或者是只有單腳壓力蓄積，使人類身體失去平衡。對背骨而言，就會引起異常的扭曲現象，結果出現側彎症。

對全部ＢＢＰ進行刺激療法，就能夠改善，遏止側彎症的進行。

目前在世界各地，並無報告顯示，因為側彎症而出現與插圖相反的例症。

成長痛

許多被診斷為成長痛的患者，來本院治療。

有的除了膝痛以外，還有腰痛。首先治療腰痛，結果連被稱為成長痛的膝痛也消失。

對這些抱怨膝痛的青少年，進行腰部治療，結果，膝部位的疼痛消失。成長痛，是從十歲到十五歲發育期的青少年，經常發生的「發育期骨化障礙」，亦即脛骨結節（膝下突出處）更為增強的疾病。

這疾病以從事反覆激烈運動的運動選手較多見，有一陣子被稱為運動痛，被視為運動障礙之一。

但是，完全不運動，身材矮小的文學青年，也出現這種疼痛。

一般而言，症狀會自然的消失。因此認為安靜最重要，並不採取任何的治療。

疼痛消失以後，骨的隆起現象依然存在。必須注意的重點是進行溫熱、按摩療法之後，反而會助長發炎症狀。這種病絕對不可以一概而論，以為發育期的青少年，尤其是男子較容易發生。但是中老年人也會發生。很多患者的疼痛部位，都有褲子磨破的現象出現。

不過，患者並非擔心骨的隆起來院治療，是因為膝痛才來求診。在其他的醫療機構被認為治不好。但是，經過治療之後，結果其成長痛的症狀消失了。這到底意味著什麼呢？難道意味著患者的發育成長已經告一段落了嗎？當然，不可能是如此。

即使進行膝的對症療法，疼痛仍然存在。可是治療腰的結果，膝的疼痛卻消失了。因此我認為疼痛並非直接起因於奧斯古德病（脛骨粗隆骨軟骨病），而是二次性的引起奧斯古德病等症狀。

奧斯古德病並非成長痛，是因為腰肌過度緊張，導致坐骨神經等腰神經的異常，使得股四頭肌（大腿前面）產生異常緊張，而膝蓋韌帶承受極度的壓力，引發疼痛——。

五十肩

一般四十～六十歲的男性比較容易罹患。會漸漸的發病，使得肩產生疼痛，同時造成運動限制。

如果世上沒有疼痛的存在，則症狀會悄悄的惡化。因此疼痛出現，是身體發出的警告信號。由於需要警告信號，才會有疼痛的存在。所以，不可以輕率的去除疼痛。

如果汽油用光了，引擎就會過熱，警示燈就會亮。這時即使關掉警示燈，問題還是存在。

所以，疼痛是必要惡。我在電視、雜誌等看到的經過治療，原來無法上抬的肩膀，逐漸能夠活動，而非常感動的患者們，尤其需要理解這一點。

五十肩有三種形態：①肩膀本身不好，②頸椎突出症等的頸部異常，③頸與肩不好——以上三種的情形。

神經痛痊癒，在恢復期進行各種治療還不錯，但是如果併發神經痛時，進行治療而疼痛會增加。雖然看門診能夠使症狀減輕，去了許多次。但是，症狀減輕並不表示痊癒。

在此，再探討前述的形態。

①肩膀本身不好。當然進行肩膀的對症療法最好。使用各種方法治療肩膀，一定能夠使疼痛消失。

②問題在於頸部。即使肩膀痛，但是疼痛的原因是在頸部，因此即使治療肩膀也沒有用。必須進行ＢＢＰ的①與②的治療。

③頸與肩同時出現異常。由於兩者都有問題，因此對頸與肩要進行前述①、②的兩種治

療。

當然，清楚的了解①、②、③的問題點是最重要。

據說五十肩放任不管，經過半年至一年左右，疼痛和運動限制都能消失。但是，事實上絕非如此。不要以為發炎症狀，過一段時間就會痊癒。要有積極的想法，疼痛並非結果，它是告知有不良處的訊息，所以必須斬斷根源不可。

膝痛

膝的疼痛與腫脹大致分為三類：

①因為膝異常引起的疼痛、腫脹。

②因為腰異常引起的疼痛、腫脹。

③由於膝、腰兩者異常引起的疼痛、腫脹。

①的情形，要對於膝進行針灸、按摩療法，消除疼痛。

②的情形，不需要觸及膝，只需要處理腰的異常即可。

③的情形，必須同時處置腰與膝。

來院的患者，幾乎都無法跪坐，躺著也會感到疼痛，膝變形，好像有水積存般，同時因為過胖，造成膝的負擔而引起疼痛。

如果是因為變形而引發疼痛，則不活動身體躺著的時候，就應該不會疼痛啊？整形外科認為，伴隨變形所產生的疼痛，在不動的時候還是有疼痛症狀，則表示問題不在於此。

X光片中發現，膝的變形像，只是一種影像而已。有些患者雖然半月板消失，骨破爛不堪，但是，卻無疼痛現象，而且還能夠過日常生活。所以變形並非疼痛的「原因」，而是身體自然防禦反應的「結果」。

此外，由於太胖，而造成膝的負擔，因此引發膝痛，像這種患者，醫生往往會要求他減肥。如果原因是因為體重增加，應當兩腳都會感到疼痛。但是我們對於較胖的患者進行治療的結果，發覺其疼痛消失，但是並非體重銳減的緣故。

所以，關鍵在於膝是否不好。

腰痛

經常有人說，腰痛原因是人類靠雙腳站立的緣故，所產生的必然結果。

對於有人指「猿次郎」因為「用雙腳表演演技，所以引起椎間盤突出症」，在醫療家之間引起掀然大波。

難道靠兩腳，真的對腰不好嗎……。

我們在此試著進行相同的問答。

沒有腰痛的人，難道他們不是靠兩腳站立的嗎？

答案當然是否定的。像金婆婆、銀婆婆雖然都達百歲高齡，可是卻沒有聽說有腰痛的毛病。人類身體是建立在難以用言語表達的微妙平衡上。

基於人類並非靠雙腳，而是靠左腳站立的事實。我們了解，並非只治療腰就可以。如果是因為腰肌肉或骨的異常所產生的疼痛，只要對ＢＢＰ進行治療即可。很多的整骨治療師認為，既然骨挪移產生疼痛，那麼只要治療挪移就可以。

的確，很多事實顯示，對於脊椎進行治療，令很多的腰痛患者獲得喜悅。

椎間盤突出症——在整形外科，認為是背骨之間，具有緩衝作用的椎間盤破裂，壓迫到周圍的神經，而引起的症狀。

但是，我們想知道的就是，引起這種挪移的「真兇」。

舉個身邊的例子，想一想每天早上擠牙膏的情形，以外科手術，去除牙膏管內的物質，就是突出症手術。另一方面，為了使出來的內容物再回到管內，而不斷的擴張出口，緩和內壓的作法，就是我們的治療法。換言之，緩和擠壓牙膏管的力量，在不會過量減少的狀態下，使內容物持續擠出。再手術後，或是再多動幾次手術之後，就會出現如前述的結果。

造成牙膏擠出太多的原因是什麼呢？

那就是增高牙膏管內壓的真兇。所以只要發現「握著牙膏管的手」，問題就解決。

。

DP的發現

知道治療的地方，但是對我們而言，還是有很大的問題存在。

患者的疼痛，其好轉與惡化的情形如何？此外，情況會有那些變化？我們完全無法掌握。

藉著觀察患者的動作，對其疼痛部位進行摸、觸、拉等的觸診，以了解其異常。

這是教科書上，絕對找不到的內容，必須將眼前的患者當成教科書。

現代醫療，的確對於急性疾病，以及有原因的疼痛等，具有效力。但是，對於無明確原因，雖以言喻的疼痛或凝痛，卻難以發揮其效力。

以下是我經常聽到的情形。

在醫院等了幾個小時，但是治療卻只花幾分鐘。不觸摸患者，患者是不會感到安心。為了治療，專程跑來醫院，結果根本沒有達到治療效果。

如果是自己的孩子或親友生病時，也會採取這種態度嗎？當疼痛嚴重時，這種治療行為，真的能夠令人滿意嗎？

這就是現代醫療的缺陷。經過這些經驗，對現代醫療產生不信任感的患者，來到本院。每天聽到患者所說的話，一邊觸摸患者時，發現其動態有一定的法則。

腰痛者，觸摸其膝內側時，會感覺疼痛，或者是小腿肚容易抽筋和右腳腳底心會痛。

頸痛者，按壓其右手肘、抓住左手臂、按壓肩膀等，檢查各部位時，會發現有左右的差距。

左邊的緊綳與右邊的不同，而小腿肚緊綳者，大多出現在左邊。左小腿緊綳者，在治療之後，緊綳現象卻轉移到右側。

這些現象，成為我們治療法發展的關鍵。

DP的檢查方法

首先按壓照片中的點（D・P・），對這些部分只加諸一點點的力量（3～5kg）的壓力，只是測驗在該處是否會有疼痛、壓痛、或緊綳的情形。

藉著這些按壓，如果是陽性（＋），則表示存在著起因於一側優勢性的神經痛。

因此，腰椎部的異常要進行腳的DP檢查。如果DP為（＋），則對其根源BBP進行治療。如果是在頸部，則需要檢查手臂的DP。

是否有治療效果，則是經由DP部位皮膚張力、硬結是否消除，來加以判定。

在此將敍述DP出現的形態。

大部分的人都是左腳和右手的DP異常。治療之後，DP（＋）部位變為右腳和左手。

簡而言之，就是左小腿肚的DP（＋）變為（－）的治療效果出現了。以水溝和清理水溝來說明DP。

如果有污水流過時，即使再怎麼清理，只能使部分乾淨而已，很快的又會恢復原狀。將污水流過的狀態稱為DP（＋）。

當DP（＋）的場所愈多，水溝污濁程度愈嚴重。因此，首先必須找出身體內的污濁水溝。

發現之後，首先要使根源流出乾淨的水，因此要進行DP（－）的治療法。作法就是去除各部位的垃圾，使上流流出的乾淨水，能夠持續流動。左轉健康法就是因為有DP的存在，才得以確立。結論，就是DP（－）能夠使體內肌肉放鬆。

左轉健康法，藉著一定的刺激方法，使體內的DP全成為（－）。藉此陸續證明，以往被視為迷信或不可思議之古代人的發現，的確具有真理存在。

——到底是否爲好的治療？只要由左腳小腿肚的軟硬度，就可以得知。

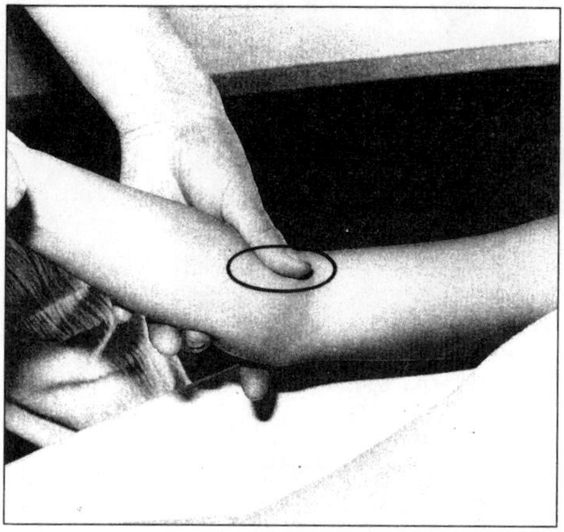

BBP①的診斷點（D.P.）
曲池

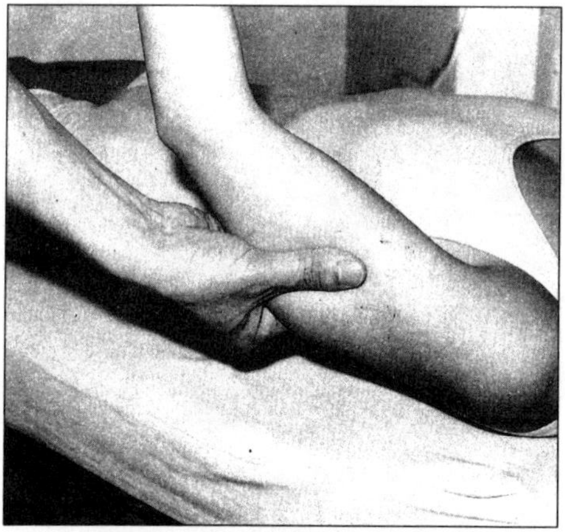

BBP②的診斷點（D.P.）
肱三頭肌

當這四點是（＋），這時必須考慮，腰和頸可能有異常。不過這些都只是ＤＰ的檢查點，並非治療點。

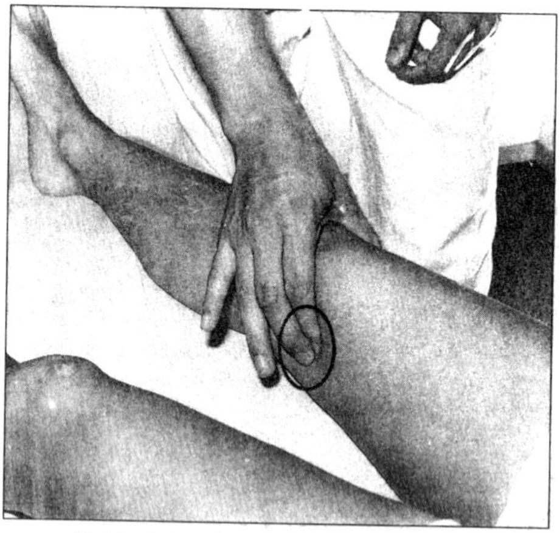

BBP③的診斷點（D.P.）
膝內側上髁點

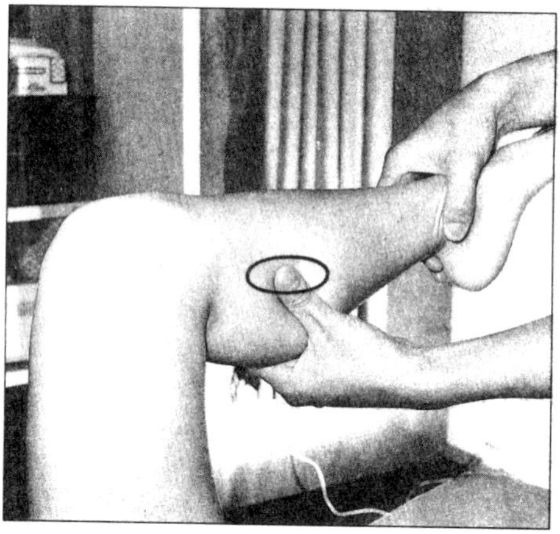

BBP④的診斷點（D.P.）
腓腸肌

DP的應用點 1

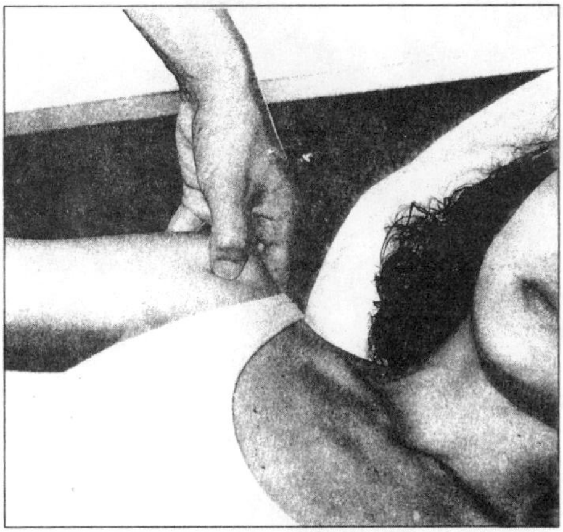

BBP①的診斷點（D.P.）
肱二頭肌長頭腱

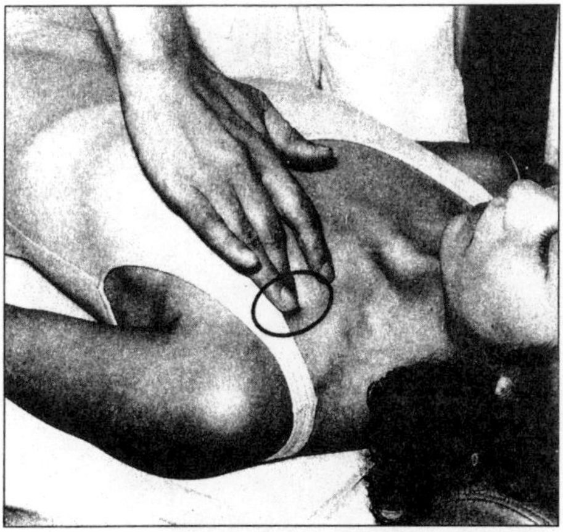

BBP②的診斷點（D.P）
胸大肌

當以基本點無法判斷時，可以藉著應用點做確認的檢查。當出現（＋）時，則表示確實有腰、頸的異常。

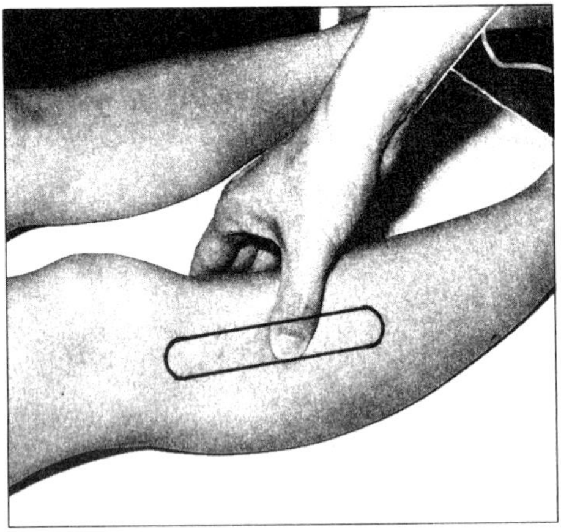

BBP③的診斷點（D.P.）
三里

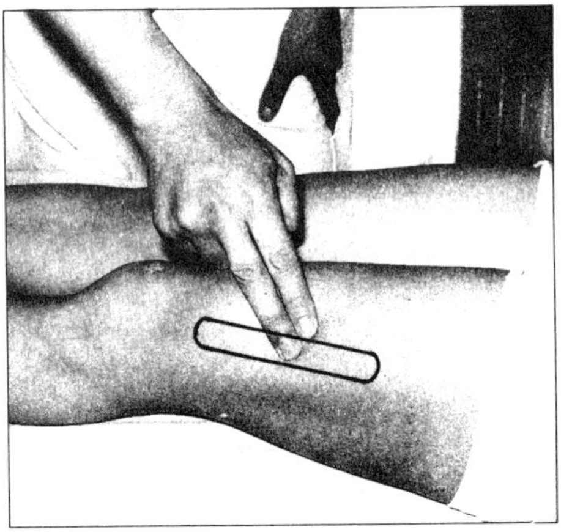

BBP④的診斷點（D.P.）
股前外側1/2線

DP的應用點 2

對於BBP四點進行治療的結果，大部分起因於脊椎的症狀都能夠消除。

但是，像偏頭痛、耳鳴、眼花、眼睛深處的疼痛、牙痛、頭重感等，這些頭部不定愁訴患者，藉著這些方法是無法痊癒。

這時，必須檢查照片所示的二點：

①耳殼內側。幾乎所有的人，左側都有壓痛感。

②胸鎖乳突肌。也是左側，大多都有壓痛感。

由此可知，這也是因為一側優勢性所造成的弊端。因此，必須對左耳殼內側加以刺激。刺激的方向，是由上往下，反覆進行幾次。只要去除②的肌肉緊張，就成功了。

由於一側優勢性所造成的疼痛，即使服用藥物也無法消除，患者必須對此有所體認。

DP科學根據的確立與證明——觸診計

進行DP檢查，與患者溝通時，會產生一些誤解。有些患者會認為「會覺得痛，是因為醫師用力捏的緣故」，不會感受疼痛是「醫師捏得太輕」。

雖然，我開始時是採否定的態度，說：「沒有這回事。」可是有一些專門的醫師，也會

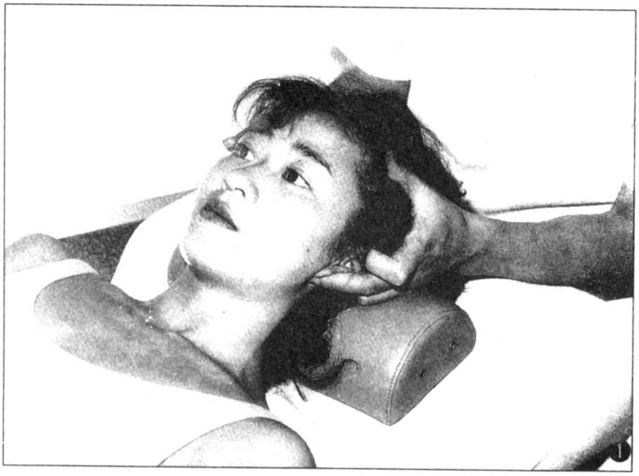

上部頸椎診斷點（D.P.）
耳殼內側

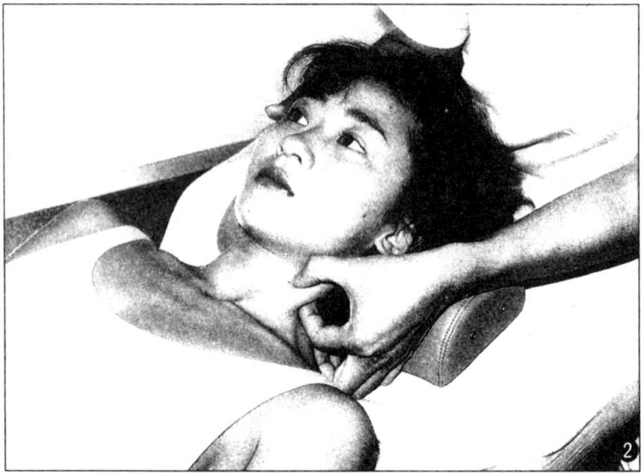

上部頸椎診斷點（D.P.）
胸鎖乳突肌

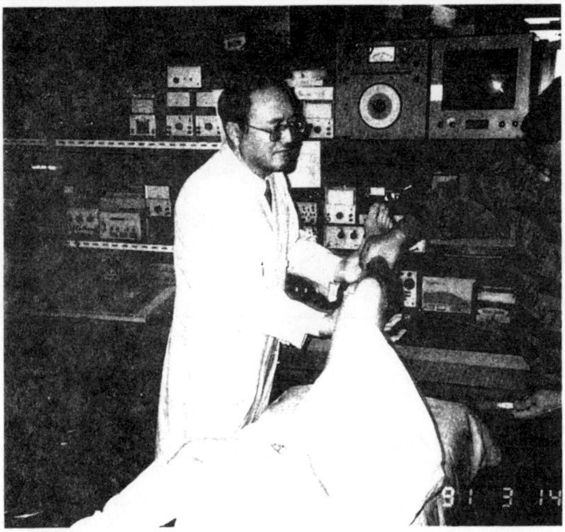

日大（郡山・工學部）的尾股定夫助教與實驗情形。

懷疑：「按壓者手的力量具有強弱。」所以，我認為只能夠以科學方法加以證明。

有一天，看到NHK的節目，探討關於觸診的問題，當時，世界有名的日大郡山的尾股定夫副教授登場，我認為「就是他！」

隔天趕緊打電話到NHK，希望能夠確認這位教授的連絡處。與對方連絡並請他協助，他也很爽快的答應。後來，我去拜訪尾股教授的研究室，藉著測定肌肉緊張與鬆弛的機器，成功的證明DP理論是正確的。

證明就在下頁的三個圖表中。

看圖表就可以發現：皮膚、肌肉的緊張狀態慢慢的接近零，隨著緊張的消除而逐漸下降。最下方的圖表，是治療後，緊張去除。正中央的圖表，則是兩者同時增長的情形。當然，這些實驗是不能夠完全當做科學上的證明。

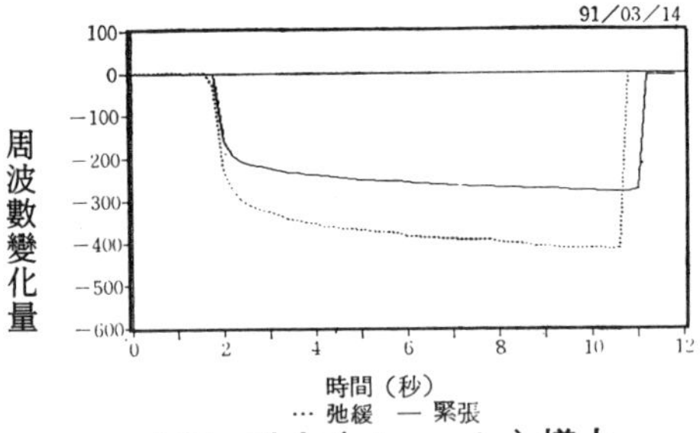

圖3 動力（dynamic）樣本

皮膚與肌肉緊張接近0，隨著緊張去除，圖表的變化量增加。

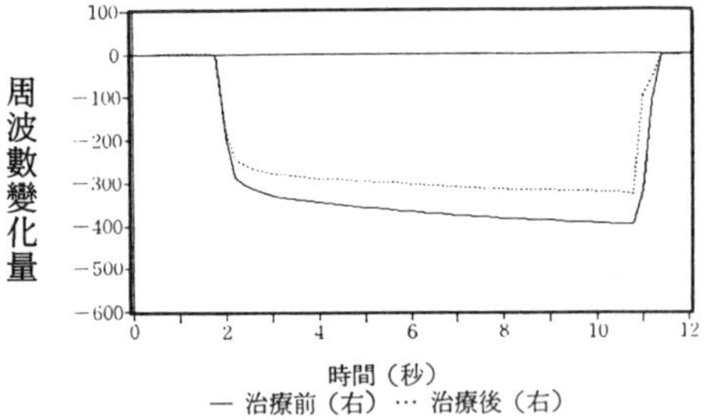

圖4 動力（RIGHT）

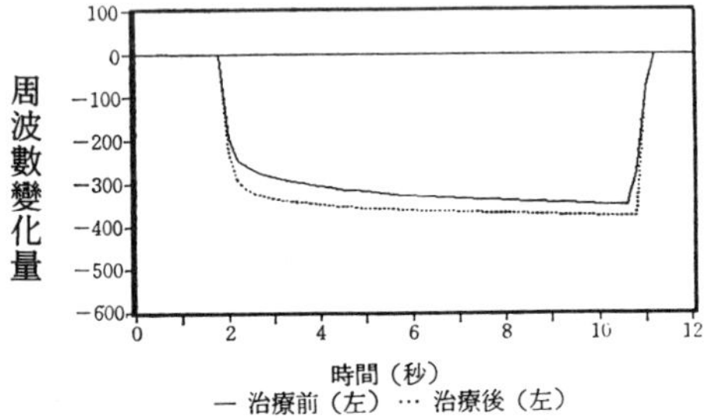

圖5 動力（LEFT）

以往的整骨療法界，想要證明他覺的治療效果是不可能的。因此這些實驗結果，能夠以視覺方式確認整骨療法，可以說是進行科學證明的第一步。

在此想說明圖表的想法。零的狀態就是感覺（觸覺）沒有發揮作用的狀態。簡言之，就是「僵硬」。例如像桌子等硬的物質，會超過零而出現十幾百的數值。

既然是要檢查皮膚和肌肉的緊張度，當有（＋）的部分不是最重要的。最大的重點在於身體皮膚的柔軟度，能夠以周波的變化表現出來，周波數愈大愈柔軟。ＤＰ療法的結果，緊張消除了。經由這些圖表，可以發現這個理論是正確的。

2 溫度記錄法

由於皮膚、肌肉的過度緊張，引起疼痛和異常——其部位基本上會出現發炎現象，對血液循環也會產生影響。

我的患者，是著名的「日本光電」的職員，熟悉溫度記錄法。

治療時，我和他商量，是否能夠將ＤＰ的檢查，以溫度記錄法表現出來——他很爽快的答應了。

後來，我去拜訪位於新宿區西落合的「日本光電」總公司，進行實驗。

我請求有頭痛、氣喘毛病的患者同行，先拍攝治療前的溫度記錄。結果如一三七頁的圖

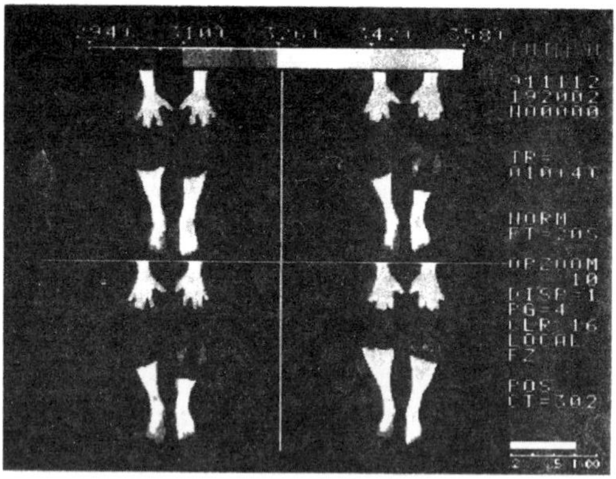

經由實驗，手術的溫度急劇變化。

表所示，異常部位是血液循環不良的部分，溫度較低，照片上呈現較淡的顏色。

進行DP治療的結果，顏色非常均勻，出現明確的結果。恢復正常的血液循環，顏色較淡的部分也銳減。

「竟然出現這麼不可思議的結果！」

參與實驗的職員們都難掩臉上驚訝之情。

藉著周波和溫度記錄法，能夠以科學的方法，證明DP療法——我們對於左轉健康法深具自信。

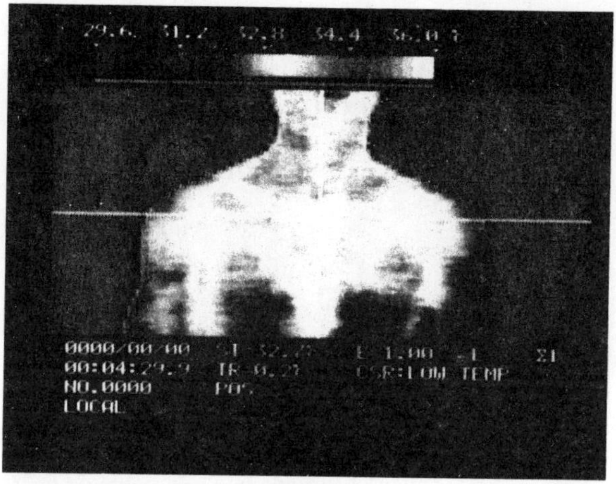

治療前　60 歲・男性（公司幹部）。
因為氣喘，感覺胸冷，枕部感覺發燙。

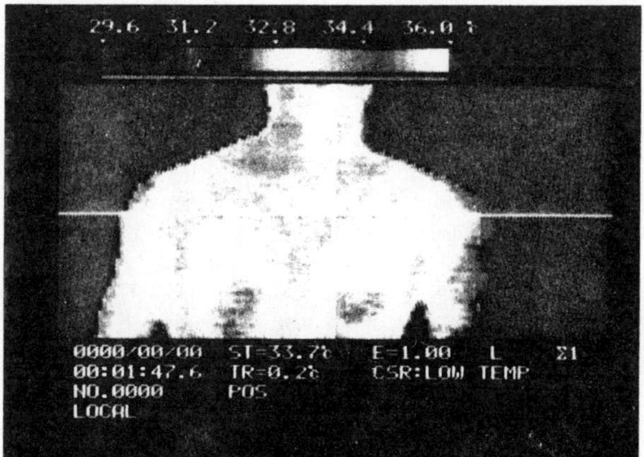

治療後　胸的溫度上升，呼吸輕鬆，枕部發燙現象去除。

＜脊椎臨床報告＞

☆十年來左手麻痺現象去除

十年前開始，從左手肘到左手小指產生痲痺現象，到本院求診。五年前左手神經受到壓迫，進行去除手術。但是痲痺現象無法消除。發現ＢＢＰ②的硬結，因此進行幾次治療之後，痲痺現象消失。

（茨城縣　女性　45歲）

☆無法彎曲的膝能彎了

五年前，由於變形性膝痛，膝無法彎曲和跪坐。身為插花老師，但只能夠坐在椅子上教學。ＢＢＰ③發現硬結，一次治療就使膝痛消除，經過幾次治療之後，已經能夠彎曲和跪坐。

（東京都　女性　60歲）

☆嚴重的小腿肚抽筋而罹患失眠症

幾年前，躺下來時左腳的小腿肚就抽筋。到附近醫院就診，接受電氣和按摩治療。當時症狀好轉，可是到晚上又再發。BBP④出現硬結，將網球放置在④的部位睡覺，從那一天晚上開始，疼痛消失，半夜不會再醒了。

（滋賀縣　女性　55歲）

☆打噴嚏時腰好像觸電一般

一大早起床，打算去打高爾夫球，因為有一點涼，打噴嚏，結果瞬間腰好像觸電一般，當場蹲下來，妻子趕緊跑來扶我。我們依據經驗幫他治療，在BBP的③與④部位進行冰敷和仰躺睡覺。經過幾次之後，能夠站起來去打高爾夫球。

（神奈川縣　男性　35歲）

PART II

骨盤理論

最初，我們認為一側優勢性只會發生在背骨，對於背骨進行治療，得到極佳的治療效果。因此，對其他部分幾乎都未關心。但是，有許多臨床家發現，進行骨盤療法，只針對骨盤進行治療的方法，也能產生很好的效果。

有一次，有一位孕婦來院，令我們不知該如何治療。詢問其症狀是「左腳疼痛、痲痺。」，但是卻無法進行針灸和整骨療法。

如果進行較激烈的治療行為，可能會導致流產。於是我想採用當時在美國學習時，經常使用的S•O•T治療法中的「塊狀物療法」。

這種技法是絕對不會引發疼痛。自古以來，人類左右腳的長度不同，體重一直都置於左腳，導致骨盤本身扭曲。於是我拭著在其左側股關節下方放入塊狀物，結果左腳的DP變為（－），痲痺現象消除了。

當時，孕婦驚訝的表情，令我難以忘懷。

根據我的假設，一側優勢性也出現在骨盤。

自古以來，在書中描述走夜路者的腳步聲是「嗹！啌！」的，且具有節奏感。由於兩腳長度的不同，結果使兩腳的鞋子發出不同的聲響。

腳長度的不同，當然，這就意味著骨盤本身骨的大小不同。

幾乎所有的人左邊的骨盤比右邊大。

所以不可能使用左右併攏的既存治療法來處理。這可能比較難懂，就是右PI（後方髂骨）——右邊的骨盤朝後方歪曲的狀態，使得所有人的右腳變得較短。所以以下要敘述的，並非使左右長度相同的方法，而是使DP由（＋）變為（－）。

塊狀物療法①　仰躺

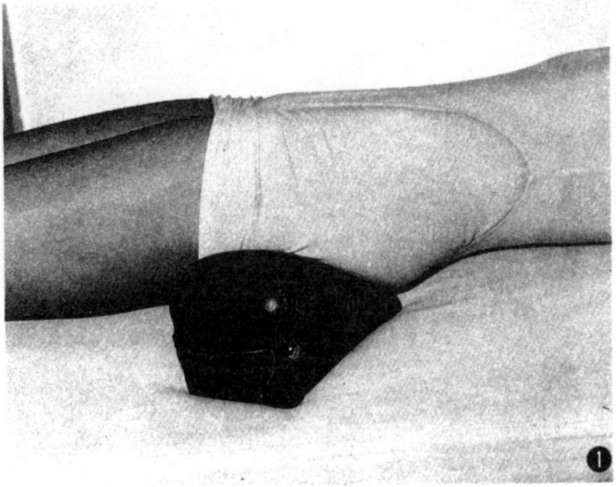

專門治療骨盤的許多前輩們，都會發現到骨盤的異常。

只要做某個動作就知道。左腳單腳站立，接觸右邊ＰＳＩＳ（右腰皮帶稍下方的陷凹處），或是右腳單腳站立，觸及左邊ＰＳＩＳ。

對於這種骨盤的扭曲，與其採用先前提及的瞬間整骨治療，還不如藉著持續壓的治療較能夠調整。

仰躺，首先在左股關節下方放塊狀物（圖片１）。需要放多久呢？只要左腳的ＤＰ（＋）變為（－）即可。

因人而異，可能會在數秒到數分鐘之間產生變化。

其次，就是原先柔軟的右腳，變為（＋）時，就要將塊狀物放在右腰處（圖片２）。

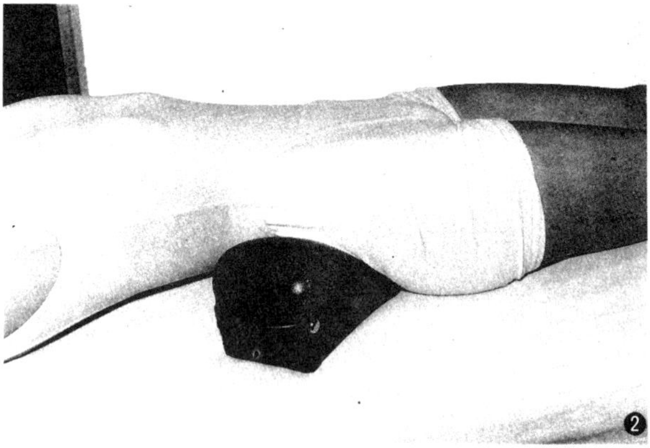

在兩邊放入塊狀物的狀態下，觀察情形（圖片3）。這時，如果患者的疼痛、痲痺無變化時，則表示放的方法有問題，要注意症狀的變化。

放置重點，是以肚臍下的丹田為中心，從時鐘的指針4～5，以及10～11的中間方向，朝著丹田放入。

一直到最後都無變化時，站在患者左側，如圖片（4）所示，不要太用力，以持續的力量進行按壓。如果雙腳的DP變為（一），就算成功了。總之，仰躺進行骨盤治療，非常迅速，同時DP成為（一）時，即表示治療結束。

利用塊狀物療法，來處理因為骨盤異常原因所造成的疼痛問題時，大多能夠消除疼痛症狀。

很多患者，是因為先天性股關節脫臼，造成股關節疼痛。但是，都不是與生俱來的疼痛。例如，有的人是開始做運動以後，才覺得怪怪的。如果股關節本身不好，就必須進行股關節的外科手術。但是，若是腰、骨盤的異常，則需要針對這方面進行治療。

此外，無塊狀物者，也可以用手取代。如圖片所示，手置於患部，給予持續按壓即可。最重要的是加諸刺激的部位，以及加諸的量。

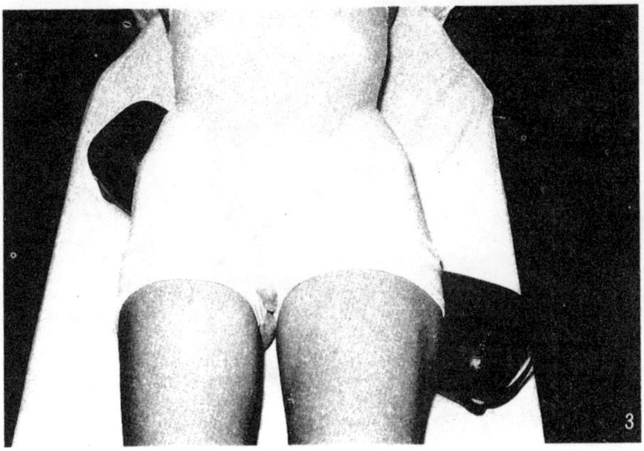

3

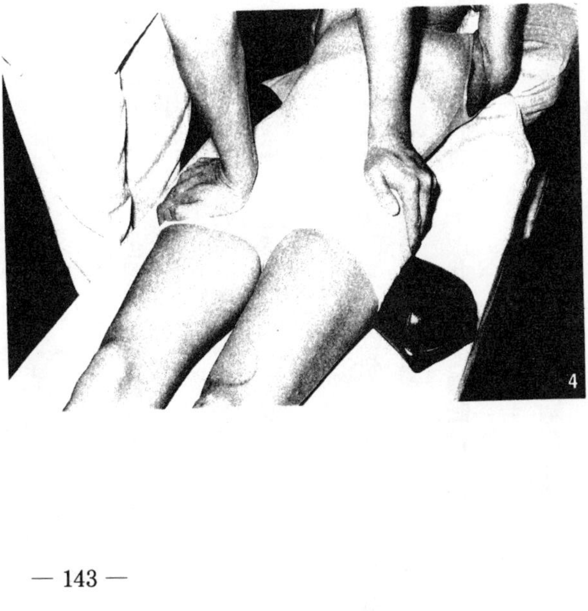

4

塊狀物療法例外篇②　俯臥

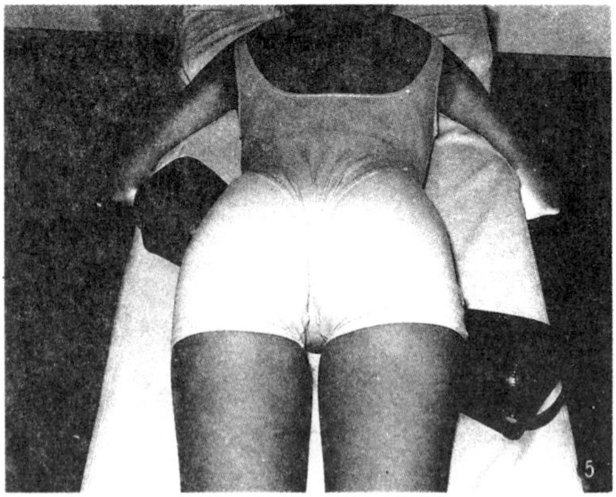
5

例外篇，是指雖然仰躺，但是腳的疼痛、痲痺都無法消除者，則利用俯臥的治療。

首先朝向骶骨方向，與仰躺一樣，由4～5時和10～11時中間放入塊狀物。這時必須進行微調整，使DP成為（一）。

俯臥的狀態下能觸摸骨盤，發覺大部分的人，其骶骨的前端非朝向正下方，而是朝向左側。

由於用左腳站立的事實，因此形成這種骶骨與骨盤的關係。

所以，要使腳的DP成為（一），必須站在患者左側，用雙手對於骶骨左側朝向右邊方向持續施加壓力（圖片6）。

較快者數秒鐘，較慢者數分鐘內，DP就變為（一）。

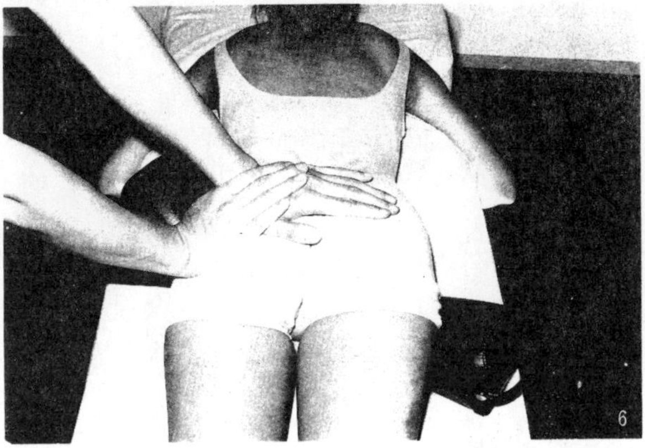

我們冷眼旁觀以往只進行骨盤治療的治療家們的作法，發覺即使只採用骨盤的治療，事實上還是能夠吸引許多患者。

所以，這些治療效果，如果不談ＤＰ，是無法展現出來。

在許多治療法之中，大多會測定兩腳的長度，或者是在治療上應用兩腳的長度，但是仰躺與俯臥時，據說兩腳的長度會改變。

舉簡單的例子，就是仰躺左腳較長，俯臥時右腳較長。

〈骨盤臨床報告〉

☆數年來腳的麻痺消失

自從閃腰以後就進行治療，雖然腰的疼痛消失，但是左腳麻痺仍然殘留著。即使持續牽引治療，也無法去除。來院時左腳ＤＰ為（＋），因此在骨盤處放入塊狀物治療，經過幾次治療後，麻痺消失。

（埼玉縣　男性　25歲）

☆治好長年的便秘

自她有記憶以來，就有便秘症。來院治療之前，也曾進行各種治療。但是如果不服藥，就無法改善症狀。此外，左腳極端的長，令她很擔心。檢查結果，是骨盤異常，使用塊狀物療法。回家後依照指示，自行治療。臀部違和感消失，而且便秘也去除。後來，皮膚都變得有光澤。

（東京都　女性　24歲）

☆因為腳發冷因此必須一直穿著襪子

高中以來就覺得非常冰冷，即使夏天也必須穿著襪子。夜晚就寢時，也必須藉著溫足器才能成眠。由於太遠而無法來院，因此打電話來詢問。指示她對骨盤進行刺激療法，因為沒有塊狀物，所以請她將保麗龍塞在襪子裡，進行治療。後來，可以不穿襪子生活了。

（沖繩縣　女性　50歲）

☆尾骶骨痛到無法坐下

有一天，走夜路時跌倒，撞到臀部。後來尾骶骨疼痛。如果不使用孕婦用的坐墊，就無法坐下。利用塊狀物，由左往右的按壓骶骨給予刺激後，已經不需要坐墊了。

（東京都　女性　36歲）

PART Ⅲ

顱骨　左轉健康法的確信

頭上有人

既然骨盤存在著一側優勢性，那麼顱骨應該也存在吧。很久以來在觸摸患者頭部時注意到這點。

頭並不像地球般的正圓形，它是屬於偏圓形。形狀、大小會有差異，但是卻有一定的形態，就是右半邊往後拉扯，左半邊往前拉扯。

這就是一側優勢性的作用。

雙手手掌抵住枕部，以左腳站立，會發覺右邊枕部肌肉緊張。如果以右腳站立，則左側枕部肌肉緊張。

對於顱骨的治療法雖然不少，但是因為其治療法、檢查法都很困難，因此很難了解。所以有關頭骨的移動很難以科學方式證明。

如果以觸摸、刺激某處做治療，其結果能夠使身體各處的DP產生變化時，則對於顱骨也能夠進行治療。

試著輕觸左側頭頂附近，結果發現左腳的DP，由（＋）變成（－）。

其次（到達這個地步要花許多時間），再觸摸右側頭頂附近，結果右小腿肚DP，也由（＋）變為（－）。

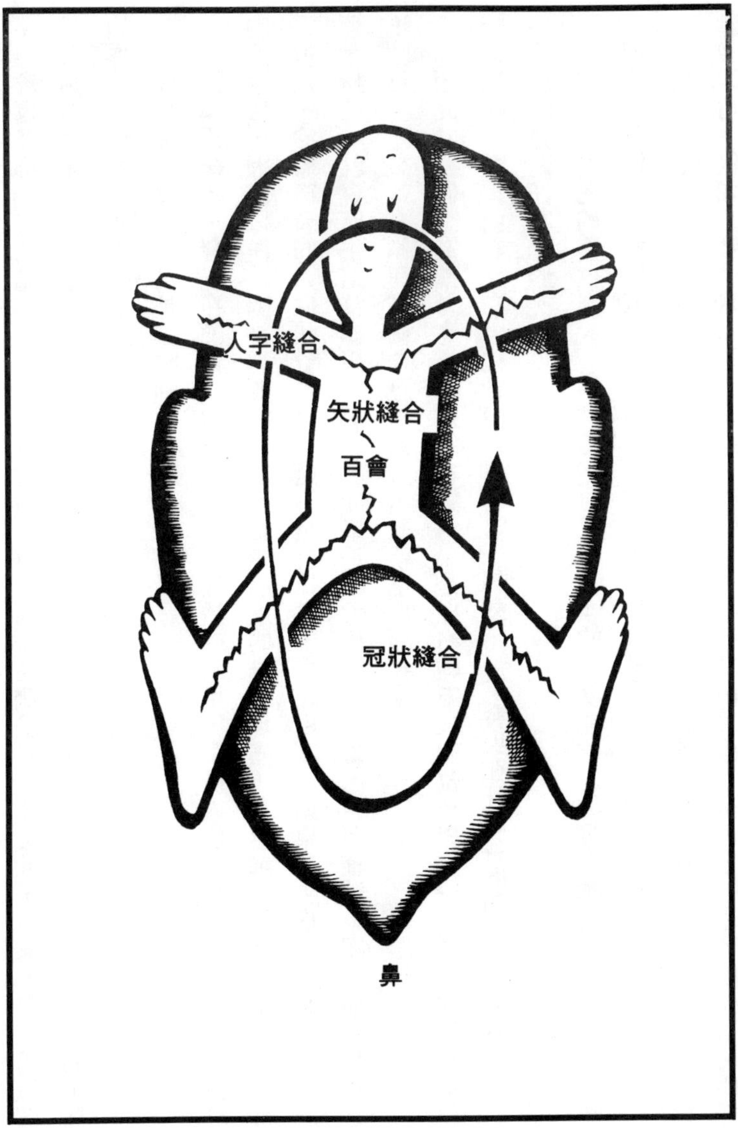
人字縫合
矢狀縫合
百會
冠狀縫合
鼻

經過各種調查的結果，發現左腳的ＤＰ可以藉著左側顱骨治療去除，右腳的ＤＰ可以藉著右側顱骨的治療去除。同時可以了解，以往藉著ＢＢＰ（③、④）的治療去除ＤＰ的壓痛的作法，也能夠藉著刺激頭部而得到同樣結果。

後來又了解，因為是左轉刺激，所以效果良好。

因為這緣故，發覺在顱骨上的縫合，就如人體的手足，真像人體的縮影。這的確是最佳的治療法，因為以往被認為需要拼命進行背骨治療的身體疼痛，藉著顱骨的治療就能夠去除。但是，治療後有的人症狀會再發。是不是有什麼不對之處呢？如果發生疼痛的原因不在於背骨扭曲，就會產生這種結果。那麼，如果是顱骨扭曲，又會出現何種結果呢？如果顱骨是正圓形，應該其左側與右側會互相為敵，並朝正反面移動。

因此，我們認為顱骨應該不是左右對稱，是以右轉方式變位（異常）。額骨與枕骨都與縫合無關，額骨由右往左，枕骨由左往右給予刺激，結果發現在身體各處的ＤＰ都變為（－），所以顱骨是往右變形。

顱骨往右邊的變位愈大，則身體的ＤＰ（＋）的程度愈強。如果右轉而出現身體失調時，則只需要進行左轉治療即可。因此，在給予左轉刺激時，發現與想法正確。

由上方觀察顱骨，在頭頂處可以看到如人的大字仰躺姿態，如插圖所示，只要給予左轉刺激即可。例如左膝痛時，則在圖片中膝的部位進行左轉摩擦，換言之，即是自鼻朝枕部輕

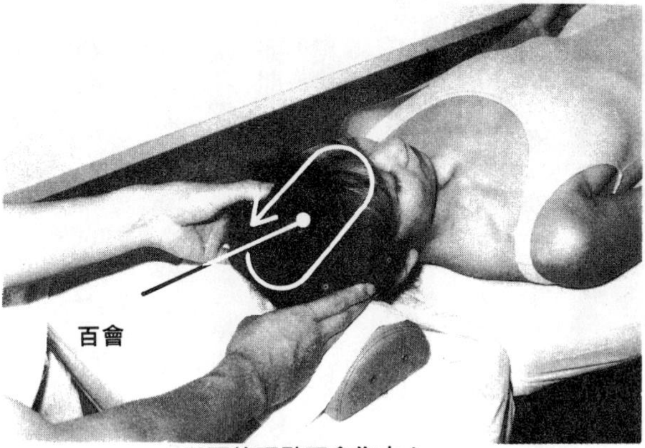

以頭的頂點百會為中心，
朝左轉方向進行。

輕的摩擦，則右小腿肚的DP，會由（＋）變為（－）。左膝的症狀減輕、消失。以往，只考慮到可能是背骨異常所造成的疼痛，藉著對於顱骨的治療也會產生明顯的變化。追加測試之後，發現膝的疼痛，有內、外側的分別，嘗試各種治療時，發現與東方醫學所說的陰、陽的形態類似，身體有陰、陽症狀，只要對這些部分進行治療，就會產生許多變化。這就是顱骨實踐治療篇的開端。

〈顱骨臨床實驗〉

☆換髮形出現腰痛

從事模特兒工作，必須當天更換髮形，做頭髮時覺得腰部不適，想要站起來卻無法辦到，無法動彈。因此，由現場打電話到醫院。聽她當時的敍述之後，認為可能是給予顱骨右轉刺激所造成的，因此要她將髮形復原，並對左邊的頭由前往後用手摩擦，結果瞬間就站起來，並且恢復工作。

（東京都　女性　21歲）

☆因為原因不明的腰痛苦惱

自從進入有名的大型銀行後，出現腰痛。接受各種治療，並未好轉。覺得可能是奇怪的病而到大學醫院就診，接受檢查。但是並未發現異常。經過朋友的介紹來院，背骨無異常，觸摸其頭部時，發現異常緊張的現象，給予左轉刺激，其背部的腫脹去除。經過幾次的治療之後，腰痛消失。

（東京都　男性　28歲）

☆有一天突然出現禿頭

進入公司，從事自己不喜歡的營業工作。由於沈默寡言的個性，不善與人交談，但是還是要努力的工作。有一天，母親發現枕部出現圓形禿頭的痕跡，經母親的建議來院。背部極度緊張，似乎積蓄相當大的壓力。進行背骨治療，同時對頭進行刺激療法。每天要他自行治療，利用梳子梳頭的方式進行。一個月之後，頭髮長出來，同時營業工作也變得輕鬆多了。

（東京都　男性　23歲）

PART Ⅳ

顏面骨——這裡也有人在

浮上來的人體圖

一側優勢性在背骨、骨盤、顱骨處都會發揮其作用。想要藉這些部位進行治療，但是疼痛仍然無法完全消除，疼痛仍有殘留。

問題是在顏面骨。在進行顱骨治療時，偶然發現左轉健康法的中心是百會穴。我們治療法的基本是使身體各處的ＤＰ由（＋）變為（－），（＋）的部分，很明顯的就是肌肉硬結和緊張。這部分的ＤＰ藉著一些刺激，變為（－）時，肌肉的硬結和緊張也消除，達到放鬆狀態。

開始進行顏面骨的治療。

但是，關於顏面骨的刺激方向、摩擦等都是問題所在。我們首先想到，身體的中心是百會，一側優勢性是否會對顏面骨產生作用呢？對額骨而言，不論由右頂骨到右額頭，還是由左額頭到左頂骨，都不在顏面骨的延長線上。因此在考慮刺激方向之前，首先必須考慮到在體內是否還有一個不同的身體中心存在。

由正面觀察顏面，到底何處是中心呢？最初將中心置於鼻子頂端，進行左轉治療法。結果在找尋左小腿肚DP消失部位時，發現對左眼下的臉頰進行左轉摩擦，在小腿肚DP由（＋）變為（－）。

既然是左轉，因此要從左齒朝眼睛的方向進行治療。接下來進行右眼下方臉頰的左轉刺激，結果右腳的DP也由（＋）變成（－）。腳的DP消失後，再尋找手的DP部位，但是卻無法找到。由於額頭是進行顱骨左轉刺激處，藉此可以去除腳的DP。所以當然不是手的DP部位，但是，如果眼下臉頰能夠去除腳的DP，那麼刺激眉毛也許是值得一試了。結果發現手的DP真的變為（－）。首先，從額頭朝向眼睛的方向，給予右眉毛刺激時，右手的DP變為（－）。然後再由眼睛朝向額頭的方向，給予左眉毛刺激，則左手DP變為（－）。後來進行各種治療的結果，發現顏面骨的中心不在鼻尖，是在眉間。由上方看顱骨時，頭頂就如人躺成大字形般，在顏面骨處，也好像人成大字形站立般。

當右上半身異常，對右眉進行左轉刺激。當左上半身異常時，對左眉進行左轉刺激。

雖然利用摩擦的刺激也不錯，但是與頭不同，是不能夠進行持續性的刺激，輕輕的在這些點上，利用左轉指壓法治療。當患者感到疼痛時，刺激就必須終止。但是如果DP無法由（＋）變為（－）時，必須再次給予同樣的刺激。

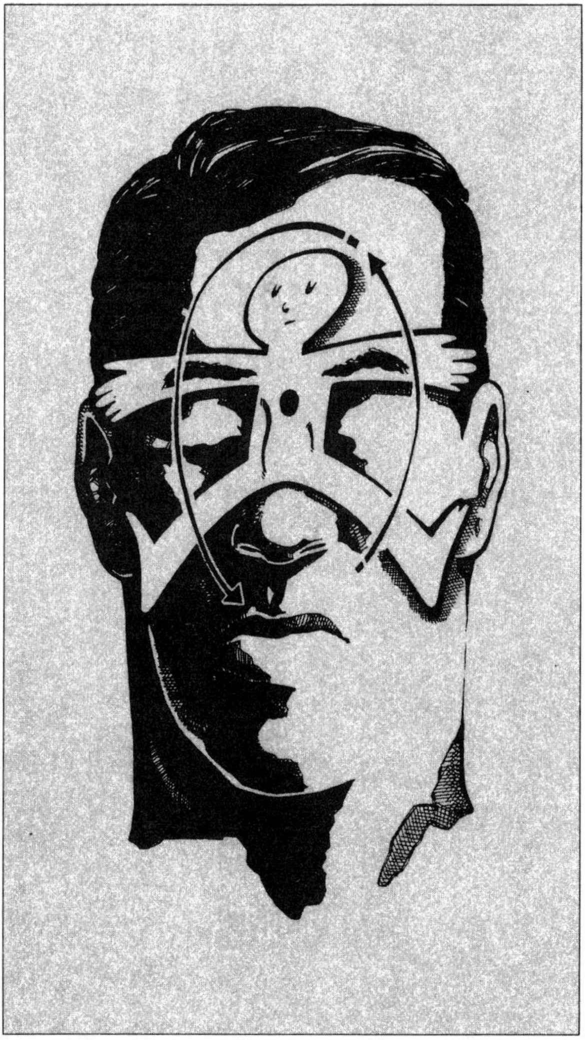

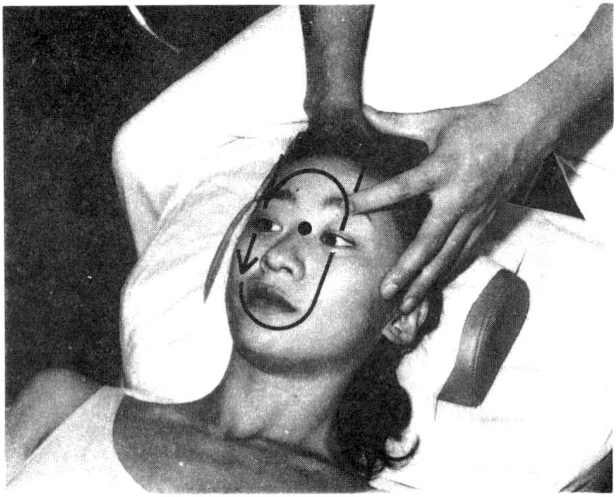

以眉間為中心，朝左轉方向刺激。

例如右肘疼痛時，對右眉進行左轉治療，亦即從額頭朝向臉頰，輕輕的指壓。不僅右手ＤＰ由（＋）變為（－），同時右手的症狀減輕、消失。

因此我們可以知道，不論是在顱骨或顏面骨，因為一側優勢性而產生的ＤＰ，會由（＋）變為（－）。

但是某位患者的一句話，卻讓我感到非常的煩惱。他說：「醫師，額頭要從哪一個方向摩擦比較好呢？」

對於這個問題，我不知道應該如何說明。請各位看圖好了。

總之，顏面骨也會產生一側優勢性的作用，這是毋庸置疑的事實。

〈顏面臨床報告〉

☆配新眼鏡結果肩膀痠痛

有了女朋友，於是換新眼鏡，與以前的形態不同，選用運動形。結果左鼻產生壓迫感，後來右腳異常疼痛而來院，經過檢查發現無異常。我想可能是眼鏡抵住鼻子，造成右轉刺激所引起的，因此對左臉頰給予左轉刺激，結果當場左腳的異常感消失，依照我的指示，重新配眼鏡。

（東京都　男性　26歲）

☆左手骨折以來右腳疼痛

以往從事書寫工作，經常坐辦公桌。由於並不是慣用左手，所以左手骨折之後，會經常用右手托腮，結果右膝疼痛。可能是對右臉頰的反刺激造成不良結果吧！因此對其右臉頰加諸左轉刺激，疼痛消失。

（千葉縣　男性　30歲）

☆治療蛀牙後發生腰痛

拿到一筆獎金，因此斷然將右邊銀色的大牙換掉。後來出現腰痛，找牙醫商量，結果牙齒並無異常。朋友的建議下來院。雖然新換的假牙沒問題，可是在安裝時，不知不覺給予右轉的刺激，造成腰痛。因此進行左轉刺激後，疼痛消失。

（東京都　男性　30歲）

PART V

漩渦印度點

關於額頭之謎，確實令我們很困擾，但是我們的想法卻沒有錯。

先前認為身體的中心，是在頭頂的百會。因此無法說明。可是，後來發現身體的中心並非在頭頂的百會，是在百會與眉間的中央。亦即額頭的中央。

所以，經常說對顱骨的左轉，和對顏面骨的左轉治療，所指的就是對額頭中央進行「漩渦方向」的治療。

如圖所示，在額頭斷斷續續的進行顱骨和顏面骨的左轉治療，結果就能夠使症狀好轉。

如果這兩點循環相反時，當然兩者的循環就會停止。所以不能夠將「漩渦方向」往右轉

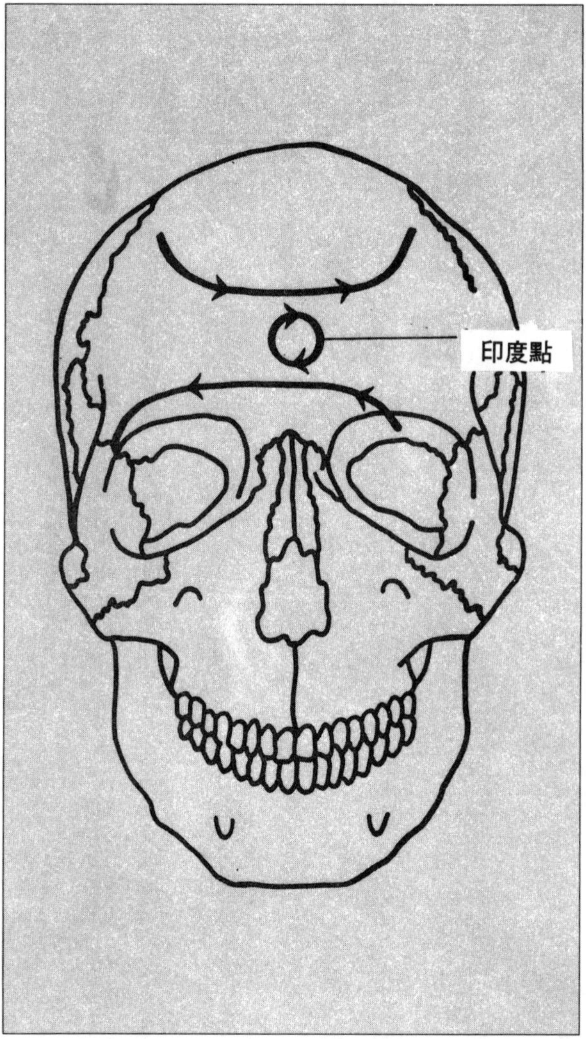
印度點

（箭頭方向）。這一點的右轉，就是在人體陰陽的中心發生的情形。這一點右轉結果，引起陰陽兩大左轉？還是與其相反，由於兩個左轉的結果，引起印度點（印度女性與佛教的佛，其額頭上的記號，而加以命名）的右轉呢？到底何者為先，尙無定論。

總之，印度點就是人體的中心，在體內唯一右轉的部位。

因此，這個印度點一旦發生左轉時，就會斷絕兩大左轉法則，無法重建健康。所以印度點要標示黑色的記號，這一點很重要。

事實上，這個印度點具有很大的作用。

△陰、陽流通的中心▽ 無論在顱骨或顏面骨，都能夠去除ＤＰ。所以這兩種左轉治療時，都能夠當成去除疼痛的方法來加以應用。這就像東方醫學思想中的陰、陽世界般。

例如，以去除生理痛為例，有引起腹痛形與引起腰痛形。同樣都是起因於子宮，在陰的身體前面就會出現腹痛症狀，在陽的身體後面則會出現腰痛症狀。陰的身體前面異常，利用顏面骨，陽的身體後面異常，則利用顱骨加以治療。

例如左下腹部疼痛，則在顏面骨左頰處進行左轉刺激，如果左邊腰痛時，就在左邊頭部冠狀縫合處，進行左轉刺激即可。

陰的中心在眉間，陽的中心為頭頂的百會，身體的中心是在印度點，如此一來就沒有問題。為了讓各位更瞭解陰陽的關係，確認眉間與百會的存在，因此畫下插圖。

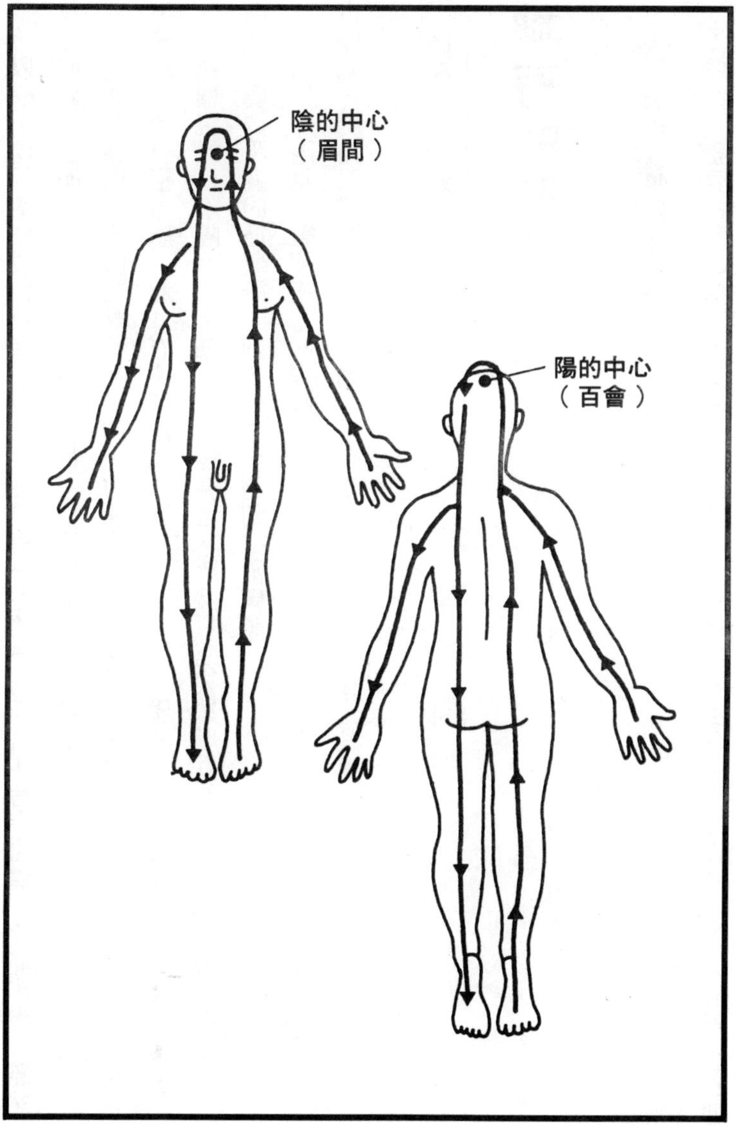
陰的中心
（眉間）
陽的中心
（百會）

以前，進行按摩或針灸治療時，會發現對一定的方向而言，會有壓痛、疼痛出現。雖然無法明確的說明，但是看插圖後，相信一些臨床家就能夠理解。

例如左膝內側的膝內點，在點的上方會出現硬塊、硬結，從硬塊部分朝向膝內，由上往下壓時，會有壓痛感。此外右邊膝內點的下方，由下往上壓時，會有壓痛感。

這種現象以陰陽而言，應該是一種循環。雖然只需要按摩就能夠好轉，但是新的想法，則認為要依照圖的循環給予刺激，才能夠創造健康體。

如果，因為穿著不適當的衣服或內衣褲，因此違反這種循環，則人體就會出現異常。自古以來，認為只要對身體持續的給予正確刺激，就能夠使人長壽。

PART Ⅵ

神奇的肚臍

在此登場的人體圖

顱骨上發現的人體圖，也出現在顏面骨，而且在肚臍也有。自古以來，抱怨背痛、腰痛

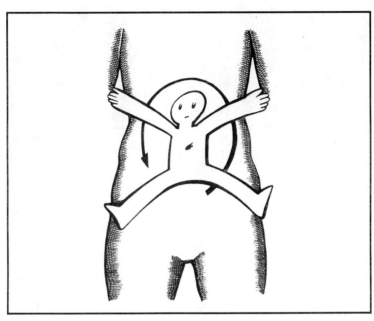

的許多患者，大多有腹痛、腹重的症狀。

此外，尙未動過腹部手術之前，不會有腰痛問題者，手術之後卻突然產生症狀。這是現代醫學無法說明的部分。

例如，因為疑似盲腸或子宮肌瘤動腹部手術，但是卻發現無異常，結果又再縫合的例子並不少。

有一天，無意間觸摸到患者腹部疼痛處，結果其肩膀痠痛消失了。

「這到底是怎麼一回事呢？」

後來，我發現在患者的腹部也有左轉法則。以前認為在腹部要以肚臍為中心，進行右轉按摩，一直遵循這種想法和作法。隨著大腸的流向，由左往右朝向結腸的方向施行手法技巧。

不過這些手法技巧能夠使積蓄在腸的糞便，如牙膏管中的牙膏般，被擠出的醫學臨床報告，並未出現。可是刺激方向如果朝左轉，則會出現明顯的ＤＰ變化。

這是因為對於腹部給予正確刺激所致，在這瞬間，不只背、腰疼痛消失，同時能夠使便秘患者產生便意，實在很不可思議。

＜肚臍臨床報告＞

＜子宮肌瘤手術後出現腰痛＞

四年前，實行子宮肌瘤手術，以往完全與疼痛無緣，但是手術後，出現腰痛，非常苦惱。與醫師商談，醫師說是更年期障礙，使用各種荷爾蒙劑，但是治療都無成效。經過朋友介紹來院，背部無異常，診斷手術後的傷口癒合情形，發現有黏連的部分，對這部分朝左轉方向給予刺激，腰痛減輕。

（東京都　女性　49歲）

＜去除肚臍內污物後出現劇烈的背痛＞

由於肚臍內有很多髒東西，將其挖除以後，覺得肚臍內側產生疼痛。指示朝去除肚臍污物相反方向，進行左轉摩擦。刺激幾次以來，背部覺得輕鬆。

（東京都　男性　20歲）

第七章

◎左轉健康法則

第二部・磁場療法

●逐漸走向磁氣缺乏症的地球

這幾年來，磁場療法，以及使用磁氣的健康器具，成為一大話題。但是還有很多現代醫學無法解決的「疾病」「疼痛」發生，到底這是怎麼一回事呢？這個磁場是什麼呢？

首先，是我們居住的地球，它本身就是一個大磁石，使用磁石時N指著北極，S指著南極。

極與極之間……總之，整個地球都有磁力線，包括人類在內，地球的「存在物」都存在於廣大的磁場之中。

與地球相比，大約只具有二百萬年歷史的人類，其平均壽命約是七十年，可是卻在這麼久的期間之內，不斷的繁衍子孫。可見磁場所造成的影響也很大。

關於磁場，人類所用的單位強度為奧斯特，密度為高斯。在人體中——奧斯特強度的磁場，具有——高斯的密度。

日本衛生署的指導之下，關於磁氣治療器的基準是「最低五〇〇高斯」。這五〇〇高斯，簡言之，就是在一平方公分內有五〇〇條的磁力線。

那麼包圍著我們的地球上磁場密度，其數值到底是多少呢？

現在大約是五百年前的一半。最近一百年之間減少了五％，約有〇・五高斯。

文明的發達，使人類與磁場的關係逐漸的疏遠。增加的人口則必須以空間來解決。因此鋼筋水泥的公寓急增。鐵容易吸收磁氣，磁氣傳達到屋內人時，只剩下一半，亦即〇・二五高斯左右，鐵做的交通工具，也出現同樣的情形。

近年，青少年暴行的社會問題，以及原因不明的現代病都登場。這些都與「文明的發達→磁氣的缺乏」有密切的關係。

磁氣缺乏症候群導致的肩膀痠痛急劇增加——。因而導致磁氣健康器的盛行。簡單的器具，只需要貼在身體就ＯＫ，價格適中，而且具有速效性，只要血液循環順暢，就能夠消除肩膀痠痛。

但是，關於磁氣量上卻出現問題，衛生署規定的基準是「最低五〇〇」，可是市面販賣的物品，平均都有二〇〇〇高斯，地球上的磁場只有〇・五高斯，但是健康器材卻有二〇〇〇高斯……就好像進入四十五度弱的熱水中泡澡一般，會覺得很舒服，不過，經過一個小時、二個小時以後，還會覺得舒服嗎——。

●磁氣製品的警告

一九九二年一月二十日，朝日新聞的晚報以一大篇幅，報導頗耐人尋味的事項。標題是「健康旋風使時間紊亂」。

不論是貼布、項鍊、手環……如前述般，由於這些物品都具有「高磁場」的性能，使身上配戴的石英錶都失常。時間都不準了。

同一報導之中，提出一大警告「也許對身體很好，但是都成為時間會紊亂的時代」，由於時間都紊亂，所以不見得對身體有益。雖然具有速效性，作用較強，但是因此其副作用也愈大。

市售的磁氣健康器具，有九十九％都只有Ｎ極。只有少數的製品是只有Ｓ極。想法是「攻擊的Ｎ」「被動的Ｓ」，所以認為只有Ｓ極的是不具效用的。

利用Ｎ有效——只是進攻，會引發副作用。

對我們而言，只有Ｎ和Ｓ在一起時，人類身體才能夠擁有好的影響——基於這個觀點，努力進行研究。

人類身體在二百萬年之間，一直被地球溫和的磁場所包圍，持續燃燒其生命之火。因此其磁場不會紊亂。

可是因十九～二十世紀文明的急速發展，導致磁場掀起大混亂。

在現代，可能是文明所賜吧？我們身體的磁場，每秒每分……每天都是紊亂的。

以人為的方式給予身體部分Ｎ與Ｓ的刺激，使其恢復原先的磁場流通不就好了嗎？

在此又必須提及「左轉健康法則」。這兒也有其一定的法則。

無論是磁石，或是十元硬幣、一元硬幣皆可，甚至用人的食指，都能夠進行磁場的矯正。

雖然，目前既存的市售磁器製品，配戴在身上可促進血液循環，但是只靠磁氣項鍊、手環是無法做到的。如果依照磁場療法的理論，必須使用磁石來進行治療，而且必須利用N極與S極。

例如腰痛，左半身用S極，右半身用N極，夾住疼痛——。不要忘記這個基本原則，對症療法，將N或S極置於疼痛部位，相反則用相反極。這樣才能夠更有效的利用磁石。

這就是「左轉健康法則」的應用篇——。

磁場的應用

如前述般，顱骨上的縫合就如人體手足與身體的縮影。

此外，明白縫合與DP（診斷點）的關係，但是在進行治療時，還是有一些疑問出現。亦即顱骨是一個球體，看起來右側與左側好像是互相為敵，完全相反的存在。但是在這地球上，同一個東西卻會有完全相反的存在出現嗎？愈想愈不懂。考慮到這個問題時，突然想到問題的癥結點就在「磁石」。

亦即顱骨是橢圓形的原因，難道是受到磁氣的影響嗎？顱骨往右轉的變位愈大時，身體的ＤＰ（＋）的程度愈強。因此對於右轉的扭曲處，只要給予左轉刺激即可。如果能夠藉著磁石的Ｎ與Ｓ去除這種現象，那麼應該會有更好的發展。

ＤＰ（診斷點）與奇經的相關關係

顱骨上有陰、陽世界的存在，對手、腳進行陰、陽治療，以東方醫學而言，應該是可行的辨法，因此想起在針灸學校時代，曾經學過的奇經治療。想起代表奇經和支配奇經的穴道，有內關、公孫，以及外關和臨泣。

抵住這些手腳上的代表穴進行治療，東方醫學上這些穴道有左右之分，應該對那些穴道進行處置，這就是問題所在。

不過，由於一側優勢性在體內的作用，因此這些穴道應該不是左右成對，是在左右某一側的一個穴道。到目前為止這些奇經治療方面，有各種形態被發表出來，但是並沒有人能夠一針見血的加以說明。

不過，我們知道有ＤＰ的存在。應該如何組合比較好？依照手、腳代表ＤＰ存在的小腿肚、三里、肘附近的肌肉（曲池）、肱三頭肌做嘗試。此外，不可忘記，我們的目標是左轉健康法則。所以必須以顱骨上的身體為中心，手、腳朝左轉才行。此外，利用磁石的極性，要考慮Ｎ與Ｎ、Ｓ與Ｓ是相斥，Ｎ與Ｓ相吸的性質。

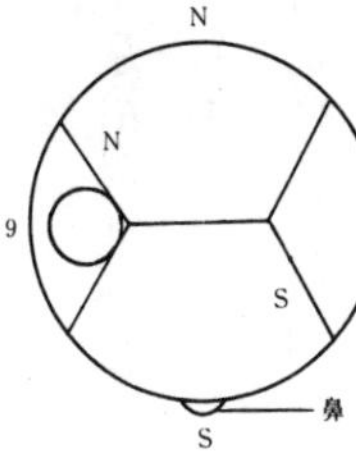

圖 2

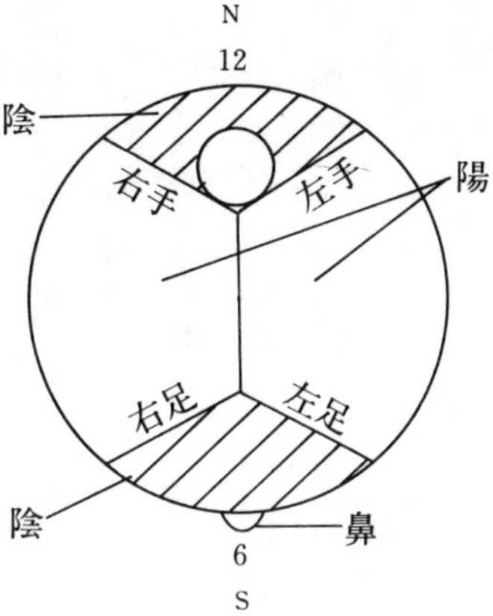

圖 1

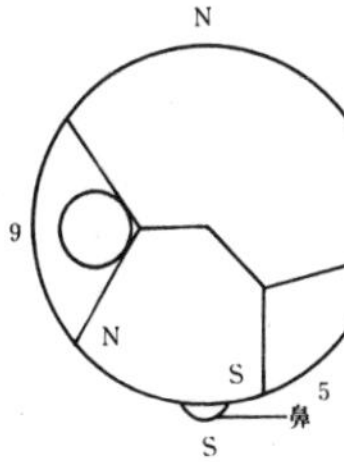

圖 3

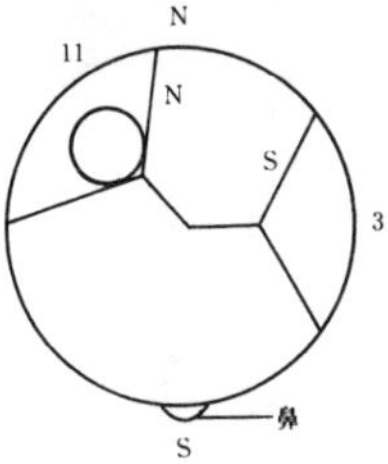

圖 5

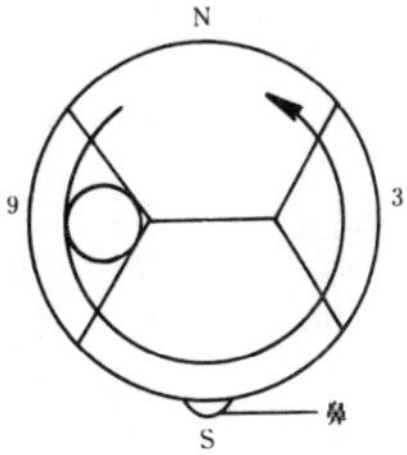

圖 4

一側優勢性理論，大多數的人是左腳和右手DP（＋）較多。去除時，則在右陰的內關放置N，左腳陰的公孫放置S，以這種方式貼磁石，就能夠使用兩處的DP由（＋）變為（－）。

插圖①是治療前顱骨的磁場狀態。額部為S極，枕部為N極。

左腳、右手的DP為（－）時，右腳、左手的DP大多是（＋），當這些部位進行左轉時，左手陽的外關放置N，右腳的陽臨泣放S的磁石，兩者的DP都為（－）。亦即產生左轉磁場（插圖②）。

應用左轉健康法進行研究和臨床實驗時，有的人左手、左腳DP出現（＋），使我們發現依照既存的想法，是無法治療疾病。

利用內關、公孫進行治療，DP（＋）由右手移到左手，左腳DP仍然維持為（＋）的狀態。如此一來，以一側優勢性的理論而言，是好轉的形態之一。所以對這個異常的形態，進行對角線（例如右手、左腳）的治療時，就會使其惡化。

談到此處陷入瓶頸。亦即手只能夠從十二時活動到九時，腳無法由六時移動到三時，只能夠移動到五時而已。

當左手、左腳DP為（＋）時，右手、右腳陽的部分帶N和S時，S與S在近距離會相互排斥，N與S相吸力更強。腳就能夠從五時移動到三時（插圖④）。

當右手、右腳的ＤＰ為（＋）時，左手、左腳陽的部分帶有Ｎ與Ｓ即可（插圖⑤）。利用外關、臨泣治療，ＤＰ（＋）會由左腳移動到右腳，右手的ＤＰ則維持（＋）的狀態。腳只能夠用六時移動到三時，手無法由十二時移動至九時，只能夠移動到十一時而已。因此只要左側的陽帶有Ｎ與Ｓ就是正確的方法。這是因為產生了左轉磁場（插圖④）。但是，並非每個人都會得到相同的治療效果，還是有一些差距，到底差距在何處？

以往只以顱骨的中心部分，進行治療。以洗衣機而言，只是內側出現漩渦，外側並未受到旋轉的波及。對於先前未探討的列欠、照海、後谿、申脈登場了。在這些部位使用磁石，則能夠完成左轉的磁場。不只是顱骨上，甚至顏面、肚臍、手腳等，身體任何部分都可以應用。

請參考一七四頁插圖，瞭解八大奇經點與ＤＰ、ＢＢＰ的相關關係。

例如，右手曲池的ＤＰ（＋）時，則以列欠為治療點，左腳小腿肚（腓腸肌）的ＤＰ（＋）時，則可以利用照海為治療點即可。不過，切記！手腳點必須以①②、③④的方式配對進行治療。

奇經點	DP的部位	BBP的部位
①列欠	右手曲池	BBP1
②照海	左腳腓腸肌點	BBP4
③內關	右手肱三頭肌點	BBP2
④公孫	左腳膝內側上髁點	BBP3
⑤外關	左手曲池	BBP1
⑥臨泣	右腳膝內側上髁點	BBP3
⑦後谿	左手肱三頭肌點	BBP2
⑧申脈	右腳的腓腸肌點	BBP4

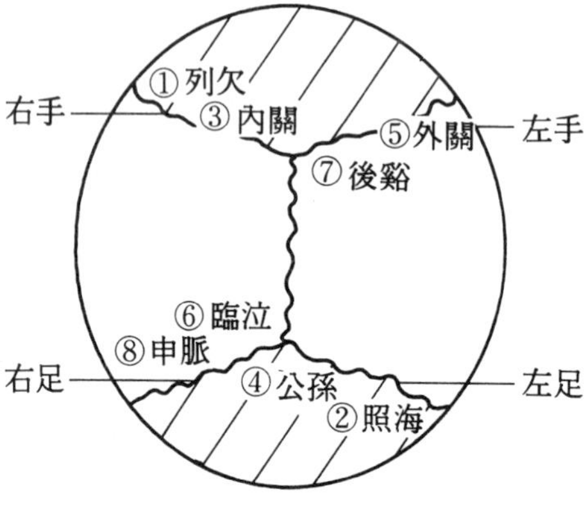

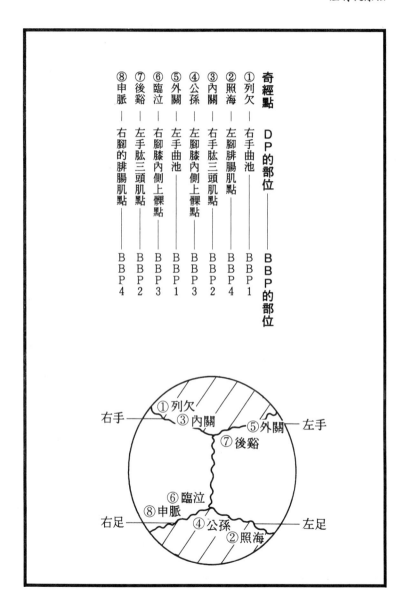

＜磁場療法＞基本的四型態

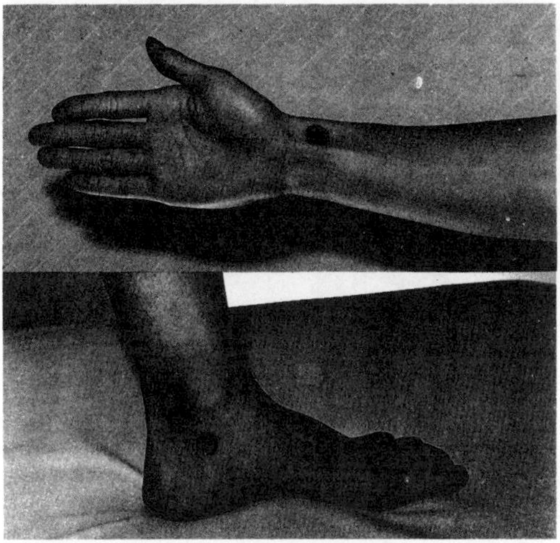

＜型態1＞　右手・列欠　左腳・照海。

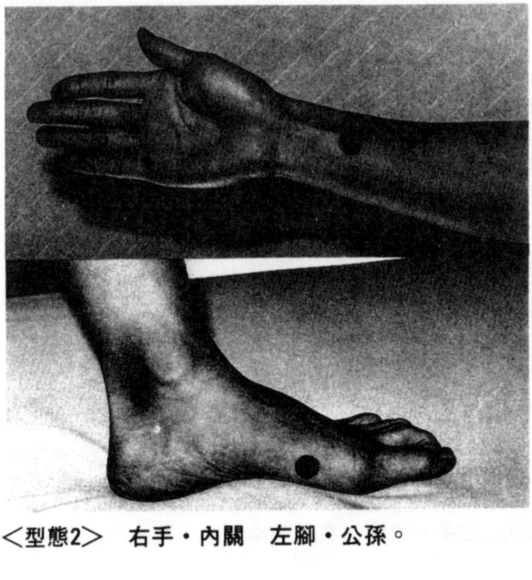

＜型態2＞　右手・內關　左腳・公孫。

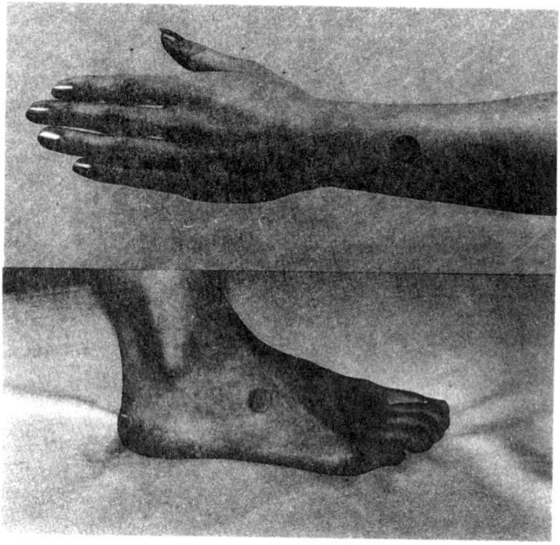

＜型態3＞　左手・外關　右腳・臨泣。

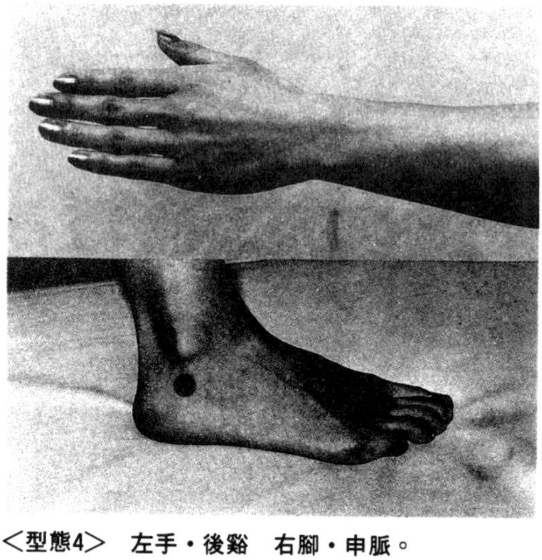

＜型態4＞　左手・後谿　右腳・申脈。

〈實踐四型〉只要接觸就完全正確

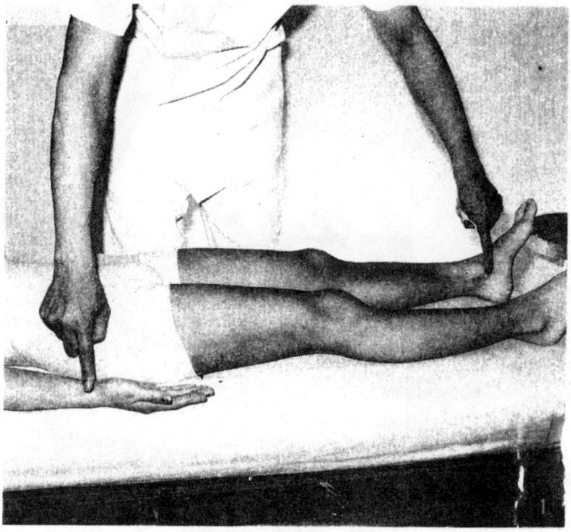

首先，由結論加以敍述。

必須右半身接觸N極，左半身接觸S極。如前所述，引起左轉有四形，在這些部分放置磁石，即可以達成人的左轉。

可以使用磁石棒，或者用市售的磁石也有效。以前，據說用手進行治療的臨床家，其手指也能夠產生磁場。

簡單明瞭的說，右手食指具有N的極性，左手食指具有S的極性。

依照圖片①~④的順序觸摸，一定會產生左轉。

受到磁場的不良影響，或者是磁場紊亂者，要改正磁場，不需要按摩，也不用施行整骨療法。

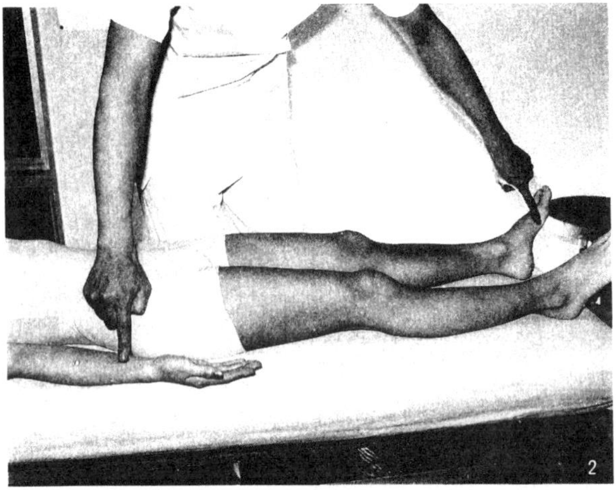

因為上述四形而紊亂者的磁場可以充分的修復。利用這種簡單的方法，就可以去除疼痛，也許會令你覺得很不可思議。但是依前述的理論，人類身體是朝左轉，因此能夠使體內的ＤＰ變為（—）。

總之，原因不明的疼痛令你苦惱時，請依照①到④的順序，觸摸患者。

使用這種方法時，必須注意右半身的四點，要使用Ｎ極，所以必須用右手的食指觸摸，左半身的四點，則需要以左手食指觸摸。

通常①與②形治療時，左腳與右手的ＤＰ會成為（—）。此外，③④形時，右腳、左手的ＤＰ會成為（—）。

這方法與既存治療法，次元完全不同。但是藉此可以瞭解電視、雜誌中，所報導的超能力者只是觸摸身體，就能夠為他人消除疼痛、症狀的

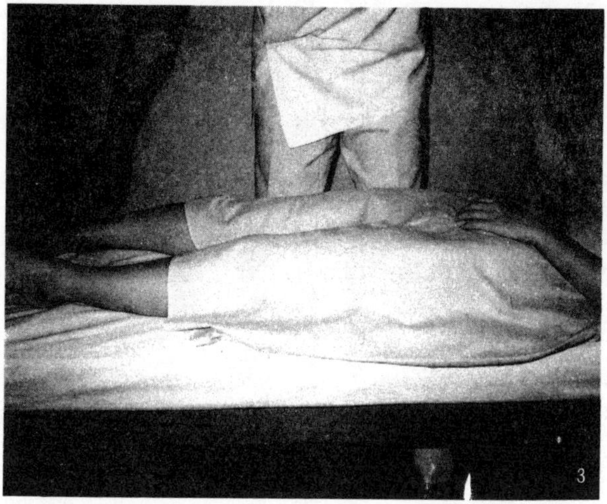

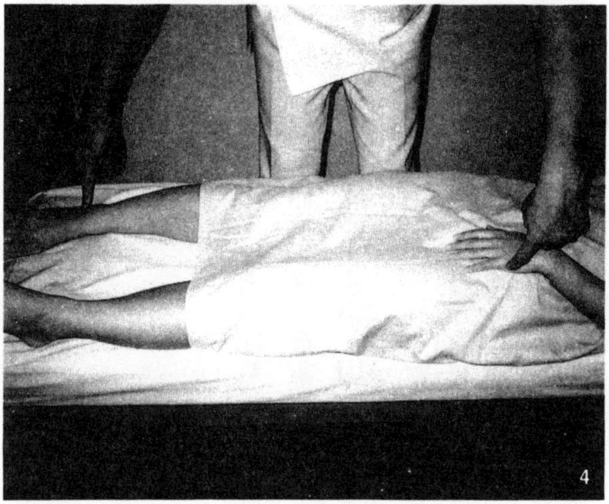

理由。

當人體中出現滯電狀態，亦即靜電量較多時，DP就會成為（＋）。利用二隻手指進行磁場療法，確實能夠使你的症狀朝好的方向發展。

總之，容易引起靜電者，值得嘗試這種方法。

最後必須注意的，就是除了食指以外的部分，絕對不要接觸患者。

「十、一元」療法

先前為各位敍述過N・S的左轉療法。那麼磁場的異常，是否只是因為磁氣製品的氾濫而起的呢？患者之中，有的人只是在口袋中放一些零錢，就覺得體調不好。最重要的，就是這些物質的陰陽，如果口袋中放入十元硬幣，當然會朝一定的方向產生磁場，因此還是需要表、裡一致。

我的朋友到酒吧喝酒時，聽說隔壁客人，身體僵硬無法前屈，於是在他的右手放十元硬幣，左足放一元硬幣，原本前屈時，手距離地面三十公分，結果後來竟然能夠觸及地面。這件事情，使整個店內引起一陣騷動。後來聽說連腰痛也消除。於是他就對周圍的人，說明利用「十、一元」的治療法。

「十、一元」的治療法，只不過是這個世間的陰陽的一種型態罷了。當磁場紊亂時，利

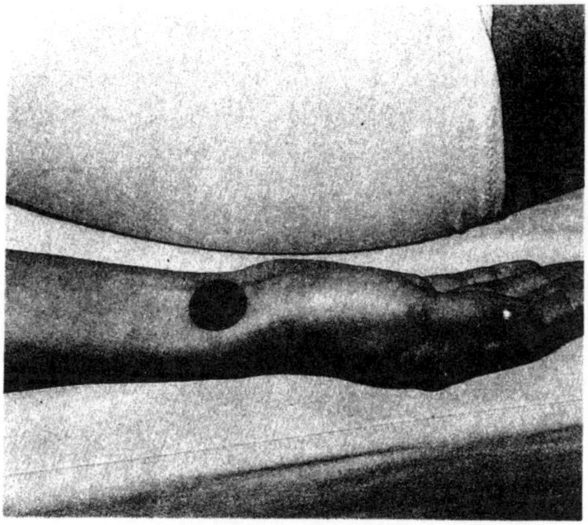

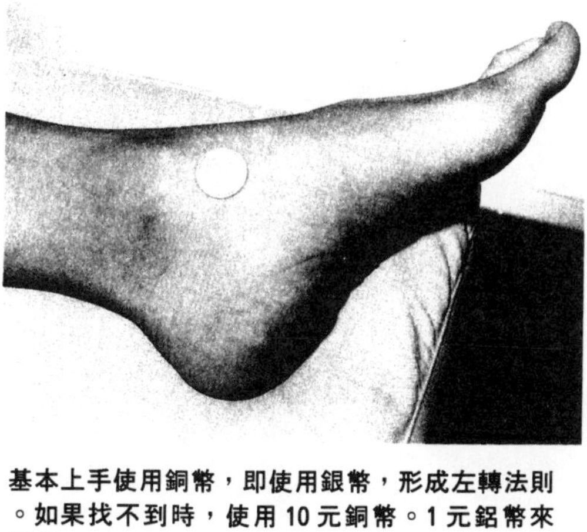

基本上手使用銅幣，即使用銀幣，形成左轉法則。如果找不到時，使用 10 元銅幣。1 元鋁幣來代替。

用這種「十、一元」等最小單位的硬幣，去除疼痛，的確是價值非凡。對於那些利用這些金屬當成硬幣的先人，我實在很佩服。忘了告訴各位，就是十元硬幣必須放在手的治療點，一元硬幣一定要放在腳的治療點——。

第八章

◎左轉健康法則

第三部・自然、常識、習慣

世間的一切都有陰陽形態

在這個世界上，任何事情都要適可而止。在社會上要獲得成功，憑感覺是第一條件。然而在這世上，仍有比較突出的人、事、物，無法取得平衡。

微風吹、河川流、地球轉，這些自然發生的事情沒有任何問題。但是，要取得平衡，除非是累積修行的高僧，否則辦不到。

總之，在這個世界上，人雖然有程度上的差異，可是都是屬於「二極」中的一種。

簡言之，男性與女性，年齡分類是年輕人與老人，機能性而言有右撇子與左撇子……等，甚至頭有左半邊與右半邊，再加上忿怒、悲傷、喜悅交互襲擊，使人的生活變得很複雜。

總之，我們由日常生活中挑出「二極」來加以探討。

像在喜事當中的「紅與白」。以及喪事之中的「黑與白」，藉著這些組合傳達衆人「在進行何事」的訊息，想一想這實在很不可思議。

考慮到宇宙的誕生，始於「無」終於「無」的佛敎思想，會形成很大的影響。當這個理論登場時，這個世間的平衡全都以此為基準。

結論是這些組合相互作用，努力接近於無或零。

像藥物有作用，也有副作用。有時候有的藥物只有作用，但是並非對任何人而言，都會

陰陽的分類

自然界	陰	地月日陰夜夕冬秋北西水暗寒冷涼濕雌
	陽	天日日向晝朝夏春南東火明暑熱溫乾雄
方向	陰	下右內入降沈凹
	陽	上左外出升浮凸
抽象的	陰	靜的 濁 聚 凝縮的 下降性 剛 重 黑 青 紫
	陽	動的 淸 散 擴散的 上升性 柔 輕 白 赤 黃
抽象的	陰	女 老 下部 內側 中心部 體內部 腹 臟 血 營 體幹
	陽	男 幼 上部 外部 末梢部 體表部 背 腑 氣 衛 四肢
臟腑	陰	肝 心（心包）脾 肺 腎
	陽	膽 小腸 三焦 胃 大腸 膀胱
本書	陰	右轉 黑 鋁 鹼性 影 S（死）
	陽	左轉 紅 銅 酸性 光 N（誕生）

出現相同作用。因人而異，有些人會引起過敏的危險性。總之，「雙刃劍」，在此兩極也登場了。

說到兩極，各位馬上會想起磁石。N指北而S指南，將磁石棒切斷，無論是切斷何處，N與S都是共存。由於N與N或S與S無法共存，所以線性發動牽引列車才能夠登場。

再回來看日常的體內狀態，談談酸性與鹼性，它們之間也具有微妙的平衡。酸是用來擊退病原菌，但是魚是無法棲息在強酸性的水中，酸會使關節處產生疾病。所以過與不及都會造成身體變調。因此要藉著飲食或是酸性、鹼性的溫泉來調整體調。

想要消除疲勞或疼痛就去洗溫泉

——這種作法並非始於本世紀。自古以來，人們就發覺溫泉的效用，很自然的進行酸、鹼性的選擇，不只是在國內，在美國印地安人的歷史之中，也曾出現。

在生活中自然的輸入這些訊息。因此，我認為自然界陰陽的形態，具有如一八五頁表所示的多種組合。

而且各自保有其絕妙的平衡。因此使我們不得不相信，創造天地之神的存在。

我並非勸各位篤信宗教。但是自宇宙誕生到現在，對地球上的歷史與現在生活之間的關連做考量時，發覺這一切都是依一個法則而成立的，我們應該如何解釋呢？

地球上的生物可以說是包容在絕妙的平衡之下生活。使我不禁的想問「你相信有神的存在嗎？」

金字塔的力量

關於金字塔的力量，在第四章都已經敍述過。此外我在診療室，嘗試在金字塔中和金字塔外各放一盆仙客來，發覺金字塔中的仙客來開六十朵花，另一盆卻只開幾朵而已。實在是令人驚訝的力量。金字塔中的螺旋階梯是朝左轉，如前述般。想到金字塔的力量，因此這個左轉應該具有某些意義存在。於是做一個朝右轉（卐）和朝左轉（卍）的字形，做成兩個金字塔。做ＤＰ檢查，調查其對身體的影響情形。

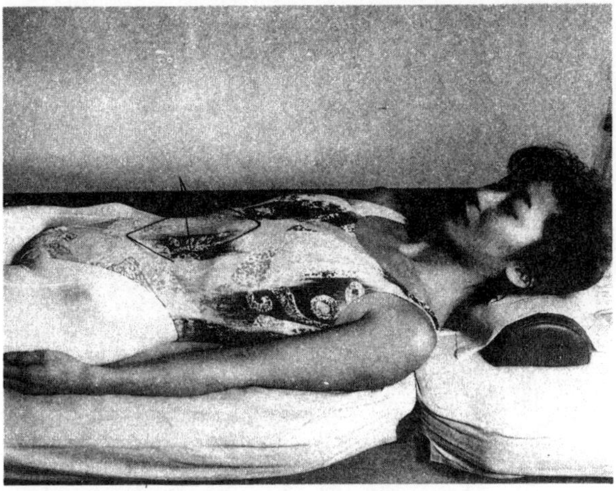

左轉的金字塔放在肚臍上方使ＤＰ成為負。

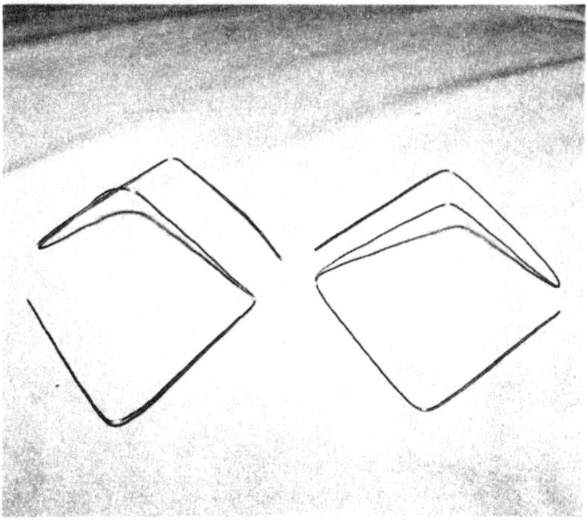

使用鐵絲做成的左轉金字塔。

首先，將朝左轉的金字塔置於肚臍上，檢查左腳小腿肚的DP，結果DP為負，表示肌肉放鬆的狀態。因此了解，正如我們所想，金字塔對人體會造成好的影響。但是將朝右轉的金字塔放在肚臍上，結果DP變為正，肌肉呈現緊張狀態。所以，古代人的智慧真是深不可測。

卍與卐

前述曾提及卐是滅亡的標誌。希特勒領導的納粹德國，就是以卐為旗幟，侵略歐洲全境，雖然暫時興盛，最後還是走向滅亡的結局。關於卐對人體影響上，進行DP檢查。結果，很明顯的可以看出，當卐置於肚臍上時，左腳小腿肚的肌肉僵硬、痠痛。將卐塗成黑色時，肌肉僵硬程度更劇烈，造成更壞的影響。但是如果用卍時，結果痠痛消失，身體呈現放鬆狀態。

對氣喘患者進行這些試驗，即可明白。使用卐時，咳嗽激烈，感覺很痛苦。將它換成卍時，咳嗽停止，呼吸輕鬆。亦即卐暗示著迅速燃燒和到達死亡的最短距離。

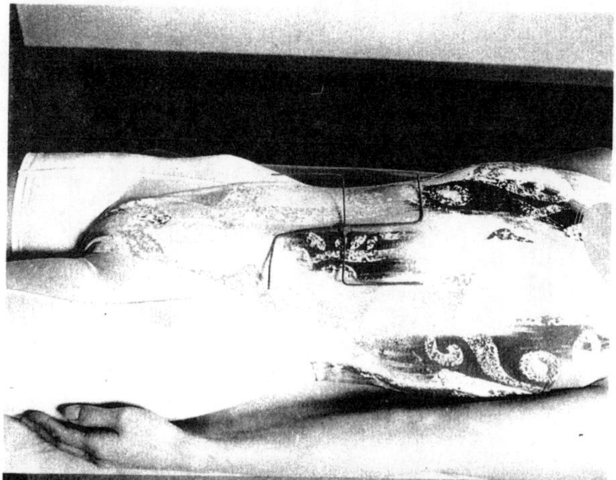

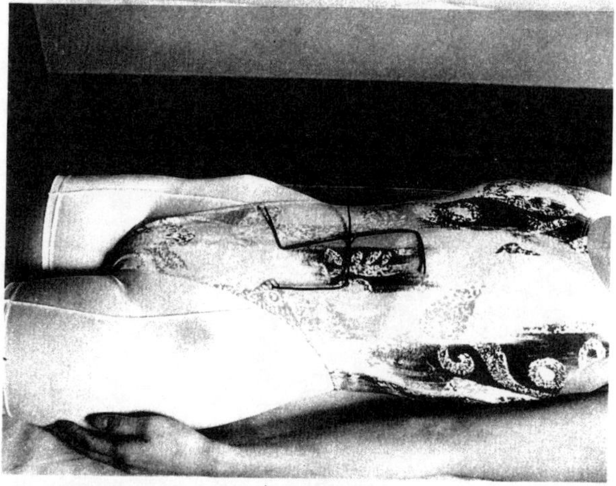

放卍時ＢＢＰ變得柔軟，呈現放鬆狀態。
放卐時則身體痠痛，產生緊繃感。

潘朵拉箱子與浦島太郎

很久以前，浦島在他救助的龜帶領之下……。

孩提時代，大家耳熟能詳的故事，就在浦島太郎住在龍宮之中，過著快樂生活時，打開不應該打開之盒子的瞬間，變成一位老年人之後，故事就結束。

西方也有類似的「潘朵拉箱子」的寓言。

並非要嚇唬各位。據說打開克夫王棺木的瞬間，出現了很多的死者。這是意味著什麼呢？我們是這麼解釋。浦島太郎所待的龍宮城是左轉世界。因此浦島太郎不會老，能夠維持原有的姿態。但是當他打開盒子的那一剎那，封印解開，一下子又回到右轉世界以後，變成滿頭白髮的老人。

解開封印的浦島太郎，就是我們的姿態，我們生存的世界，從生至死就是朝向右轉的世界。

朝北睡對身體好

你的枕頭是朝向哪一方向呢？

西、東、南……，大部分的答案都是北以外的方向。從什麼時候開始的呢？在佛教國家

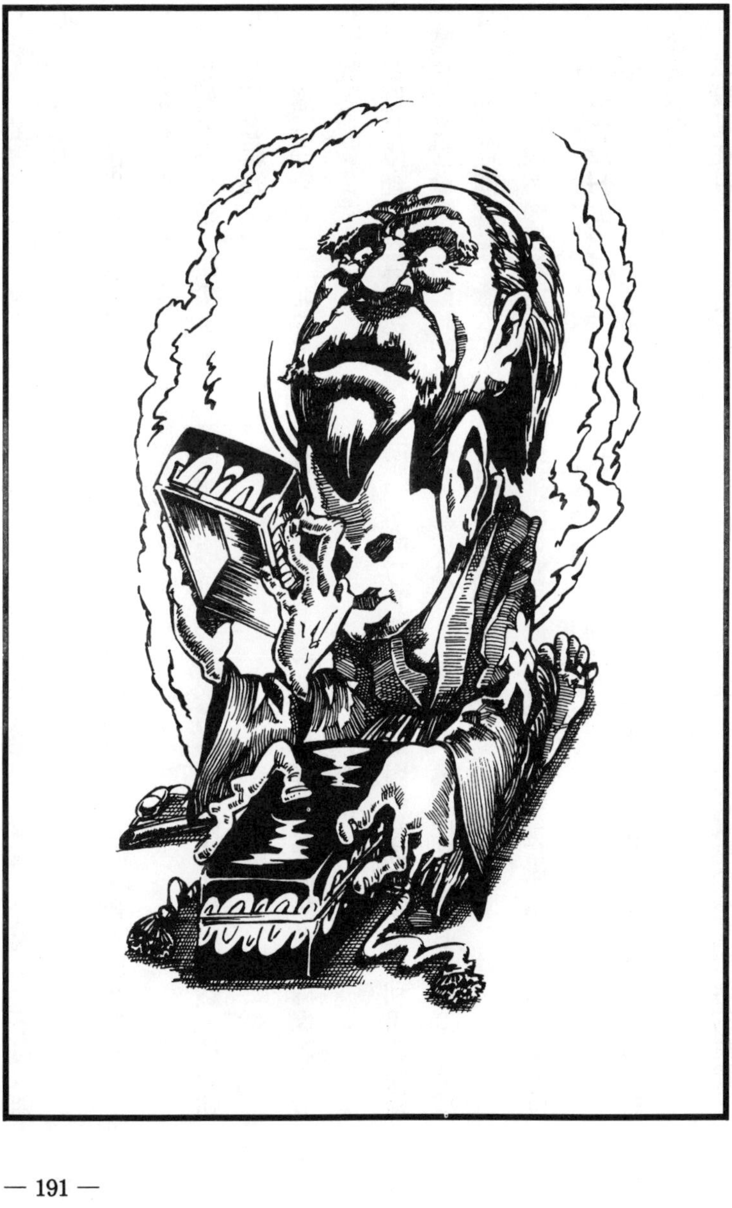

，認為「涅槃在北」，因此忌諱北枕。即使是現代人，也會聽到長輩或父母說：「不可以朝北睡。」自幼就知道這個常識。理由是因為北邊是死去人所睡的方向。

但是依據佛教的教義可知，北是使人類內在力量發揮到極限的方向。死人以北枕方式，可能就是希望他能夠生還，或者安眠吧！

此外，俗言的「頭寒足熱」，既然頭保持冷靜，對我們而言是好的狀態。當然，枕頭朝北是合乎道理的。

不過，一般人忌諱北枕，像一些著名的旅館，很多都採用北枕的配置，希望確保客人能夠安眠。

做DP檢查，發現北枕能夠使身體一切的DP消失，使肌肉達到放鬆狀態。利用旋轉椅（圖片）做實驗，頭朝南時，BBP①、④成為（＋），朝向東、西時，BBP的②、③成為（＋）。附帶一提，最不好的方向是西南。

出差時因為腦梗塞而緊急住院的上班族，發覺他們大多睡在與平常所睡的方向不同的位置。同時還聽說北枕的孕婦，大多不會有「倒產」的現象。

前些日子，一位母親帶著氣喘發作的兒子來院。不只是孩子，連母親也很憔悴疲倦。趕緊建議他們睡北枕，從此夜晚的氣喘發作停止，母子都恢復元氣。

不只是在自宅，在旅行時也要帶著磁石，實踐「北枕」。這樣就能夠增加旅遊的樂趣。

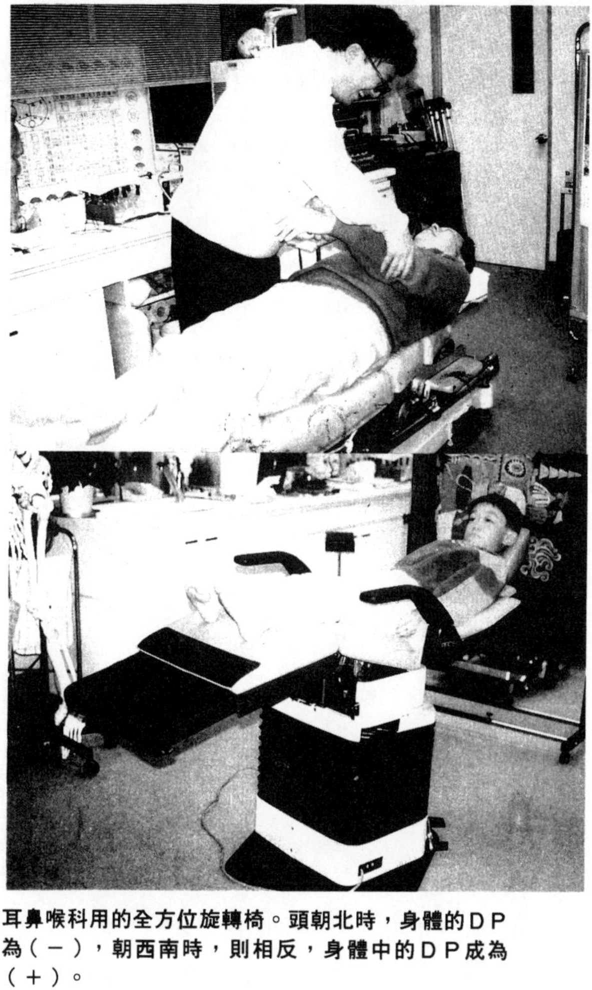

耳鼻喉科用的全方位旋轉椅。頭朝北時，身體的ＤＰ為（－），朝西南時，則相反，身體中的ＤＰ成為（＋）。

對夫妻寢室的建議

當然外人進入夫妻寢室，最不合禮儀的事情。但是在此，我還是要進言，並不是談「夜生活」，只是針對於夫妻睡覺的位置上，提供我們的意見。

在家中，你睡在右邊或左邊？對這兩種形態進行DP調查。當夫妻睡覺的位置互換，就會得到完全不同的結果。

首先是頭的方向朝北時，先生睡在西邊，妻子睡在東邊的情形，DP為負，亦即診斷為良好。但是如果相反時，妻子在西，先生在東時，則肌肉緊張，DP為正。不好的情形是晚上睡覺時，突然腳抽筋，或者是隔天早上，開始產生痠痛。

無論是睡床，或是睡榻榻米，都會產生同樣的結果。即使不是夫妻，只要是男女同睡一床，都會形成這種狀態。

這又意味著什麼呢？我們要由陰陽平衡上來解開這個謎。自古以來，認為男為陽女為陰。「陰為升，陽為降」，請看次頁插圖可知，男睡在西側，即成左轉形態。這種男女位置，是自古以來的習慣。例如結婚典禮時，新郎的位置一定是在左側，新娘在右側。對於先人的智慧，我們不得不佩服。

進入寢室時，我還想再說一句，你的寢室中是否有鏡子呢？鏡子的位置也會造成肌肉的

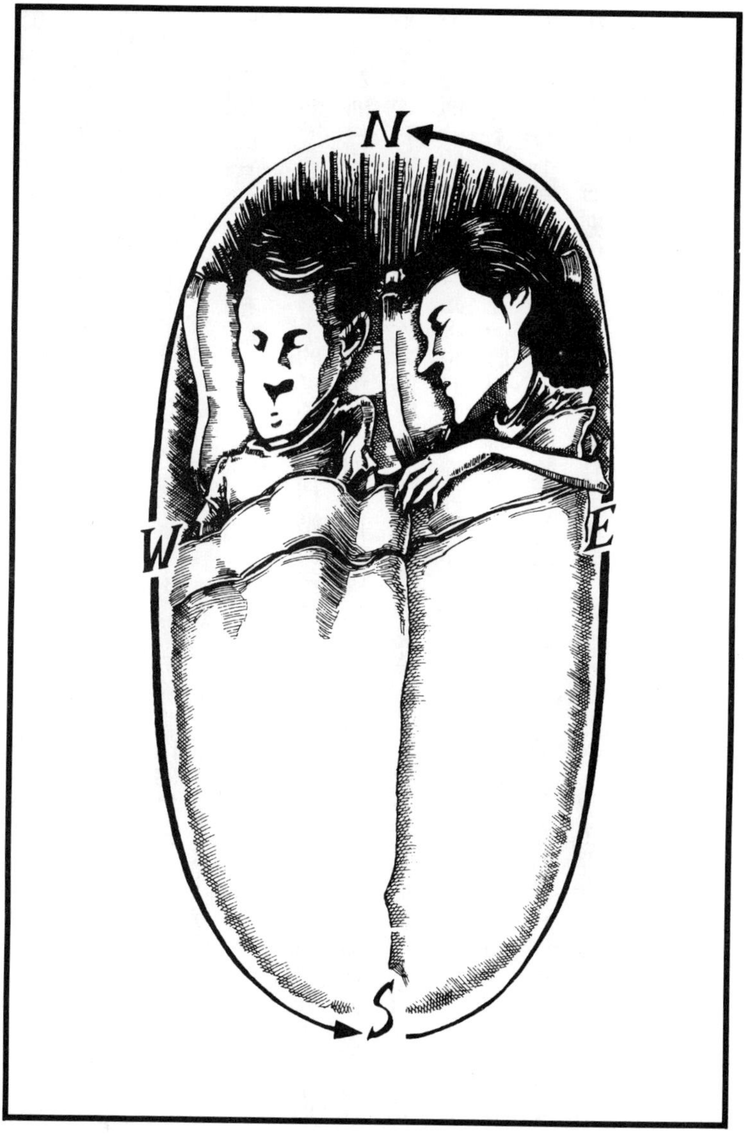
N
W
E
S

緊張。

結論就是，如果腳邊有鏡子時，上半身會出現肌肉過度緊張的症狀。如果鏡子在枕頭上方時，則腳部肌肉會有過度緊張的現象。

如果寢室中的鏡子不用時，要將它遮蓋。才能夠消除肌肉的緊張。

「右前」與「左前」

以前，著名的職棒選手的妻子，在結婚典禮時，穿和服時以「右前」（右襟在上＝字典上是左前）的穿法出席，震驚世人。因為自古以來，穿和服以「左前」（左襟在上）的方式來穿。「右前」意味著「死者的穿法」。當然她非惡作劇，只是不知道而已。在喜宴上，這種「右前」的穿法被責難，也是無可厚非的事。

但是不只是和服，穿一般服裝時，「右前」對我們會造成何種影響呢？雖然我們一再強調右與左的不同，但是穿在身上的服裝，我們卻會忽略。藉著DP進行調查，發覺左前的穿法DP為負，右前卻成為正。現在女性的服裝，幾乎都是右前。過去穿著和服的女性，被稱為「大和撫子」，非常溫柔。

最近的現代女性，都很焦躁，這可能與穿著西式服裝，「右前」的穿法有關吧！

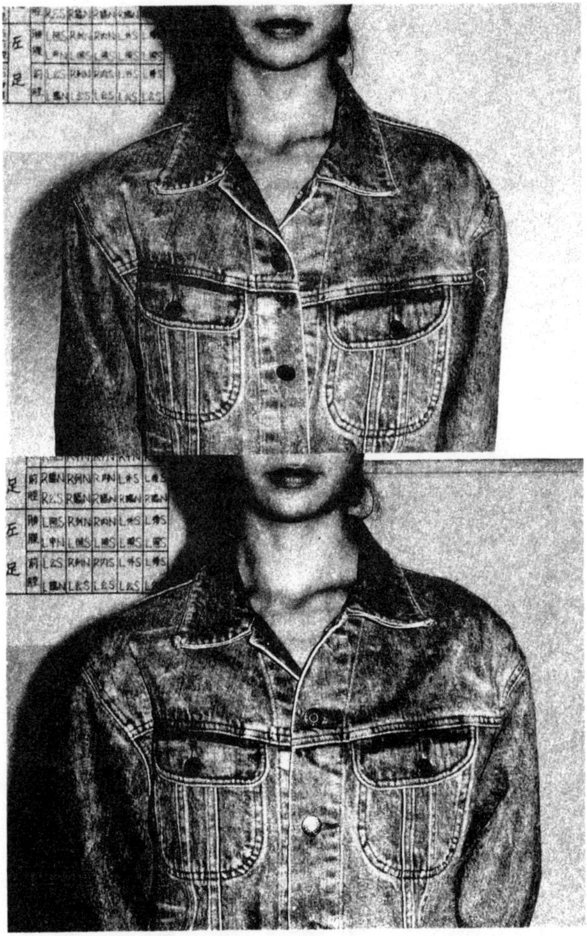

上　請注意衣領，右側在上時ＤＰ為（＋）。
下　左側在上時ＤＰ為（－）。

燈籠

電視中的廣告，以「三都物語」為題，介紹京都、大阪、神戶之旅。這些廣告之中，出現京都神社境內的畫面時，就會看到「燈籠」。仔細看，西側是紅色，東側是黑色的燈籠。相信各位都未注意到吧！

神社內掛的燈籠，不只是在廣告中可見，到任何地方都可以看到的。事實上燈籠的顏色，早就確定了。面對神社，左邊是西側掛「紅」色燈籠，右邊是東側掛「黑」色燈籠，這是來自陰陽的形態。

衆神存在的場所，在顏色上也有其「不變的法則」存在。例如，巫女的裝束，一定是上白下紅的衣服。此外，七年一次的諏訪大社的御柱祭，男子都要穿紅色上衣和黑色長褲。

正統盤腿術

每年過年後，職棒就開始進行各隊的自主訓練。各選手依各自的方法，在距離集訓不到一個月的時間之內，努力鍛鍊。最近，包括職業高爾夫球好手，以及演藝人士等「異業種」在內，流行創造健康體。此外，看一看運動新聞，也會發現有些選手在廟內坐禪，進行精神訓練。

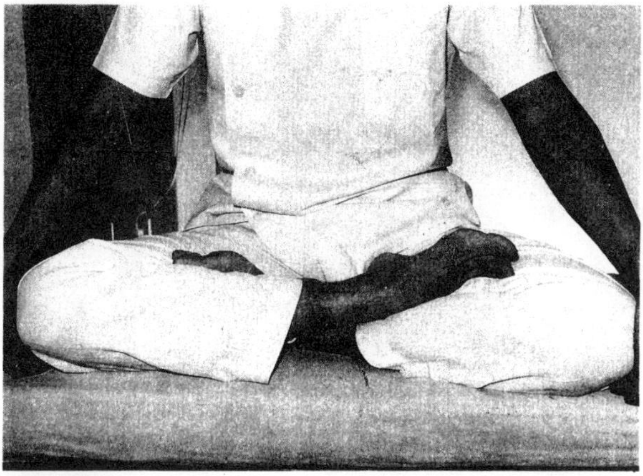

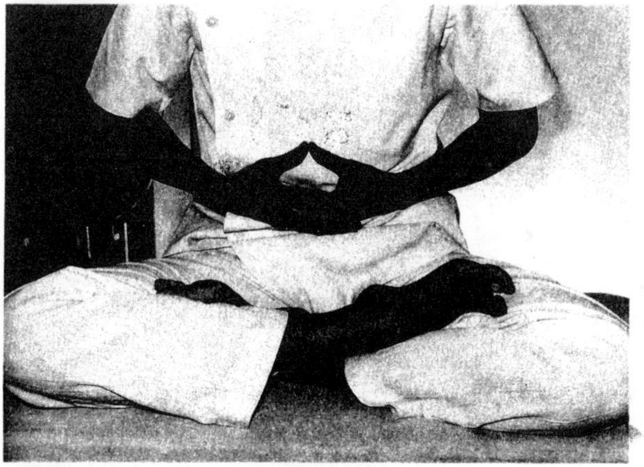

如圖片所示，右腳在上是正統盤腿術。
如果對坐禪有興趣，手交疊方式也有一定的作法。

實際坐禪的人數就能夠了解，坐禪有一定的法則。盤腿時，右腳在上，左腳在下，手是左手在上。這個法則是來自坐禪發祥地•印度。自古以來，坐禪由印度傳入中國，然後才傳到日本。經過這麼長的旅程，法則卻沒有改變。

請看一九九頁圖片就能夠了解，坐禪時，我們會很自然的做出無限大∞的手勢，使用手足，體線表現永遠的標誌，到達「無」的境界。這就是坐禪的「真髓」。

不倒翁之謎

電視上的選舉快報，發現一些當選者，在欣喜若狂之際時，一定會出現一個場面，就是用墨將單眼的不倒翁點眼，使它成為「張開雙眼」的不倒翁。

但是各位知道這是左眼，還是右眼呢？電視上看到的，有右，也有左，並無規定。

我用以ＤＰ的做調查，發現將不倒翁置於左肩上方，不倒翁右眼塗上墨，會造成ＤＰ負的結果。如果是左眼塗墨的不倒翁，則會成為ＤＰ正的情形。

根據我的經驗，放置右眼塗墨的不倒翁時，患者展現生氣，若是放置左眼塗黑的不倒翁時，患者變得沒有元氣，感到不適。

由此可知，在面臨競爭場面時，放置只有右眼塗墨的不倒翁，對肉體和精神而言，都能夠保持穩定的狀態。

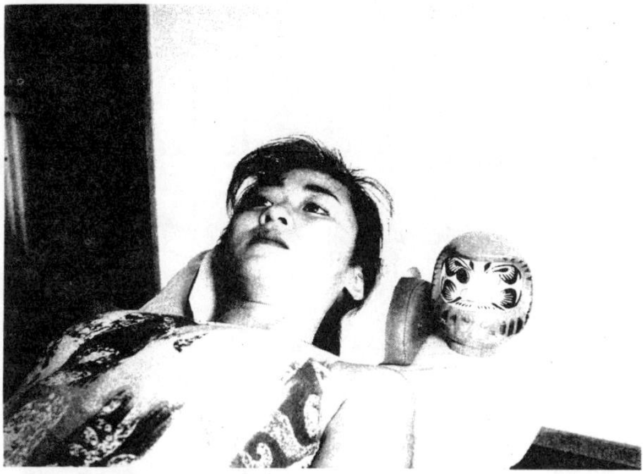

右眼塗墨的不倒翁，會使ＤＰ成為（－）。

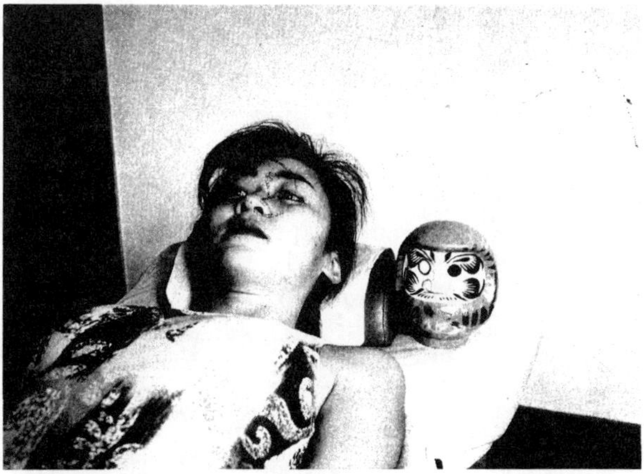

左眼塗墨的不倒翁，會使ＤＰ成為（＋）。

涅槃像

可能年輕人不知道涅槃像。就是「臥佛」或「躺著的釋迦」，亦即釋迦右手撐住頭，躺下來的姿態。

釋迦採取這個姿勢，可說是極力減少前述，由於左腳荷重造成的一側優勢性的姿勢。

如前述般，釋迦經常背對著北邊而面對民衆說法，為了長時間的說法，釋迦躺下來，這時會成為西枕狀態。這個方向對身體會造成不良影響。為了打消方向的不良影響，因此必須藉著這個「涅槃姿勢」，亦即右手撐頭躺下的姿勢，來去除不良影響。

我們自己可以採用北枕，但是釋迦為了民衆，必須以西枕的方式……。對於釋迦這種自我犧牲的念頭，真的令人佩服。

根據我們的研究所得到的結論，是右手撐著頭躺下時，ＢＢＰ最能夠達到放鬆狀態。

此外，一九八六年五月六日讀賣新聞也刊載頗耐人尋味的報導，是右側朝下時，肺的血液循環與換氣良好。

這篇論文的發表者是飯尾正宏教授（東大醫學部放射線醫學教室），根據他的說法：

「連釋迦覺得不舒服時，最後也是右邊朝下，採取輕鬆的姿勢，所以我認為這是最自然的姿勢。」

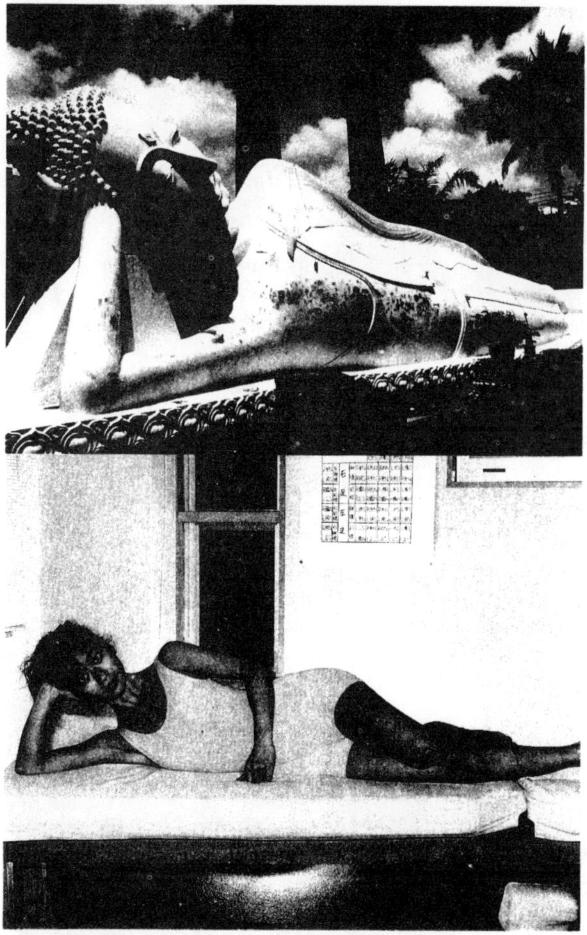

上為真正的釋迦臥姿。下方是模仿釋迦的臥姿。
這個涅槃姿勢能夠使背部ＢＢＰ達到放鬆狀態。
（攝影＝棚木晴子）

佛像的右手、左手與新興宗教

請各位想一想佛像的姿勢。包括奈良大佛在內，佛像幾乎都是右手上抬，手掌朝向衆人，左手好像接受什麼東西似的迎向我們。右手是釋放能量的手，亦即給予手。左手則是接受能量的手。以電氣來比喻時，右手帶正電，左手帶負電。很久以前，俄羅斯曾進行實驗，發現右手會放出驚人的能量光。

此外，新興宗教之中，有一些人手牽手圍成圓圈，成為「祈禱的系統」。當全員的精神統一，進入瞑想狀態，能夠得到某種幸福感。但是，這也符合「正、負理論」。要圍成圓圈，當然左手要與右手相連，這種形態能夠使適合性較佳的正、負結合在一起。右手放出能量，左手接受能量。強者給予，弱者接受。所以，全部的人都覺得很舒服。

溫泉——酸性與鹼性

像日本人這種喜歡溫泉的民族實在很少。有的人是「為了使體調良好」去泡溫泉，有的人是「這次的連休大家都想來個溫泉之旅」，以休閒的感覺去泡溫泉。不僅是老年人，近年來連短大的女學生，也開始風行泡溫泉。甚至一些時尚雜誌，也陸續刊戴溫泉特集。

事實上日本人喜歡泡溫泉，並非從現在開始。早在一千一百年前，在日本國內弘法的空海上人，他在各地發現能夠治療精神和身體的溫泉，注意到其效能，並在當地建立寺廟。空海上人「保證」的溫泉，能夠治療庶民務農後的疲勞。

不只人類，連動物都喜歡利用溫泉。著名的就是信州地獄谷溫泉的猴子們。它們使用猿猴專用的溫泉，浸泡在其中，好像很舒服似的，瞇著眼睛的光景，經常出現在電視上。

溫泉具有酸性・鹼性等不同的成分，並具有不同的效能。事實上，泡溫泉能夠治療神經痛等疾病。

以前常說，頭痛時將梅乾皮貼在太陽穴，能夠產生效用。這也是使用酸、鹼的陰陽治療法。據說耶穌給予僕人的「聖水」，是帶有弱酸性的水。

但是，不能夠說酸性和鹼性的溫泉，可以對任何疾病都有效。必須依身體部位的不同而分別使用。

ＤＰ調查時發現，身體背部使用酸性水，身體的前面使用鹼性水時，ＤＰ變為負。

由此可知，泡酸性溫泉時，只洗身體的前面，讓背部浸泡在溫泉才能夠發揮最大的效能。許多罹患五十肩的老先生們，利用溫泉改善體調。由於他們的肩膀無法自由活動，無法清洗其背部，因此才能夠充分享受到溫泉效能。

最近，看到沐浴藥的電視廣告，伊丹十三夫妻沒有擦拭身體就起身的畫面，這也是利用溫泉的最佳方法。

黑人的裝扮

據說人類的根源在非洲，在非洲各地挖掘出來的古代遺蹟，其中的壁畫，有的是需要使用現代超望眼鏡可以發現上面，描繪一些非見法則等事物。

即使到現在，非洲內陸部落的人，雖然文明尚未開化，卻擁有一些我們在教科書或專門書上才能夠得知有關天文的知識。的確令人驚訝，畢竟在非洲仍然隱藏著一些我們未知的秘密。

在電視上看到非洲原住民時，發現他們在身上配戴各種製飾品，仔細觀察發覺他們配戴的手環或腳環的顏色，是具有一定的形態。很多的部落，右腳戴紅色的銅環，左手戴黑色的銅環。

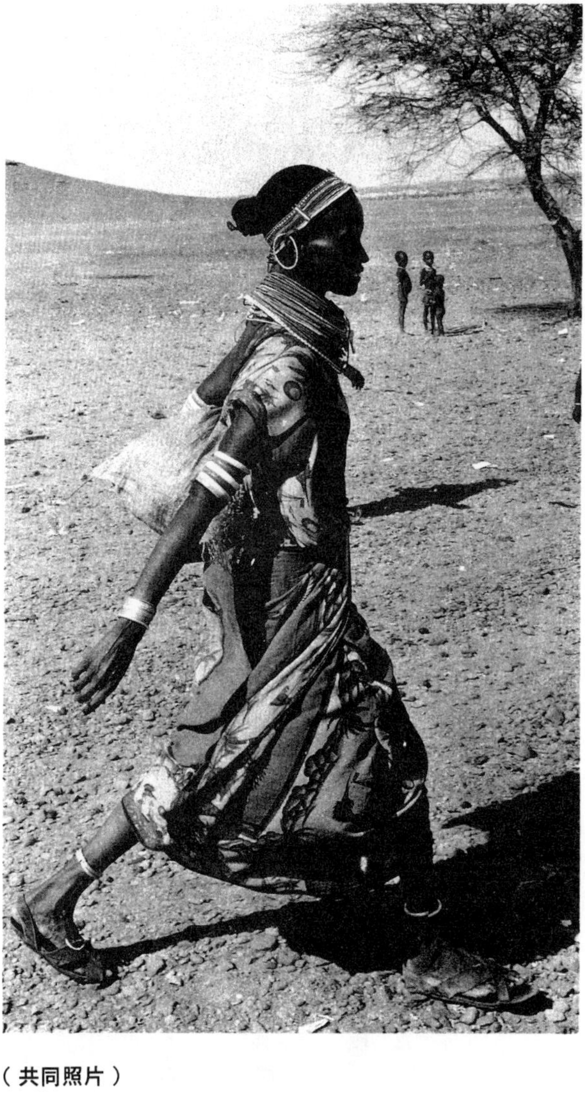

（共同照片）

引起頭痛的光

從黑暗處突然走到光亮處時，有的人會感覺劇烈的頭痛。尤其是從事電視有關的工作人員，一來到水銀燈下就覺得頭重。

為何這種光會引起頭痛呢？

我們使用微波（極超短波）實驗。發現照在臉的左側時，會引起頭痛。相反的，照在右側時，頭痛會消失。

此外，這些波長不只對頭，對身體其他部分也會造成變化。例如，將這個機器抵住肚臍右側時，腳的ＤＰ成為負，抵住左側時，則為正。

亦即人類身體右側受光時，會產生好的影響，左側受光則會造成不良影響。國內右撇子較多，因此在看書時，光源來自書桌的左側較適宜，但是左側臉經常受光，卻有可能成為頭痛的原因。

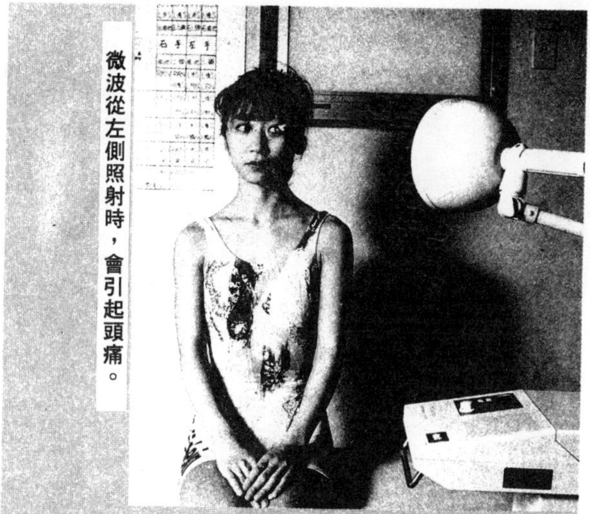

微波從左側照射時，會引起頭痛。

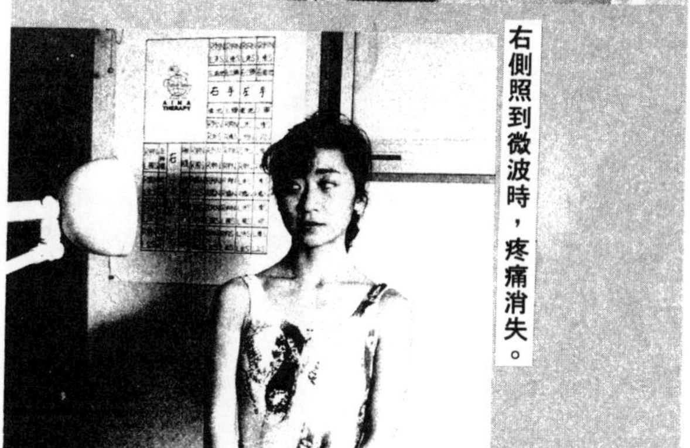

右側照到微波時，疼痛消失。

眉毛

因為交通事故或生病剃眉毛，據說後來體調不佳。此外，觀察歌舞伎等可知，過去的人很注意眉毛。使用DP做實驗，發現眉毛較稀疏，或是有欠缺部分時，則與身體不適的部位有相關關係。

例如，右手肘疼痛患者，右眉毛外側下方較稀疏。而且若將眉毛輪廓清楚描畫時，症狀就能夠減輕。這與前途的BBP有關，實在令人感到驚訝。

我們認為眉毛可能具有昆蟲觸角般的作用。也許是為了健康活動，發揮其太陽電池的作用。

依人相學而言，眉毛較淡比較不好……，由此可知，社會上活躍的政治家、運動選手們，大多擁有又粗又濃的眉毛。

雖然眉毛稀疏，若是能夠取得平衡，也就無妨。

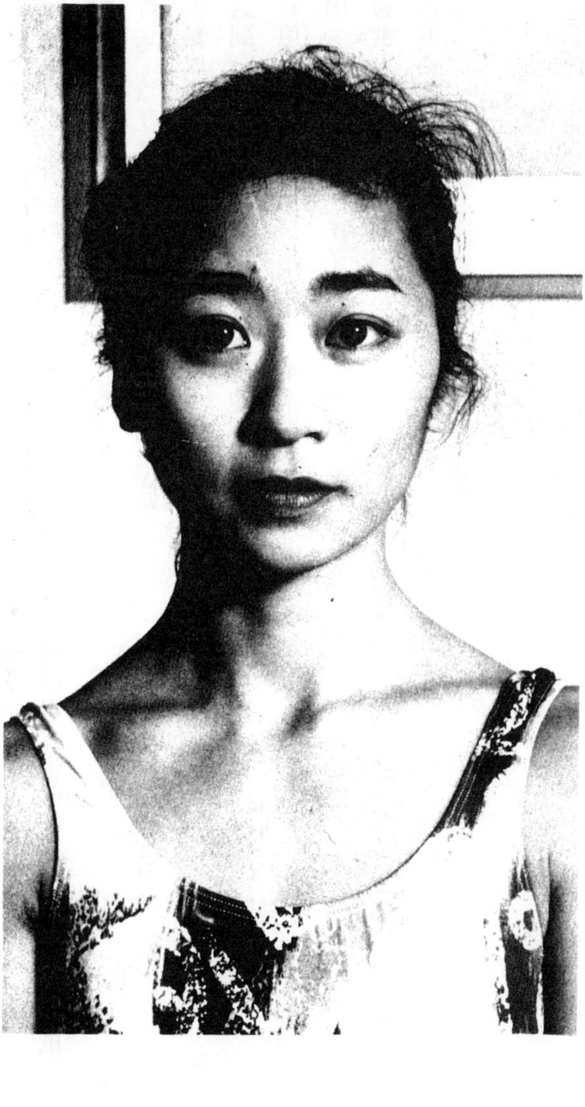

黑齒的秘密

一九九二年，法國亞爾貝爾比爾的冬季奧運會之中，勇奪銅牌的快速溜冰選手——橋本聖子。看到她咬牙切齒的奔向終點，對於得獎的她所付出的努力，我們非常讚賞，尤其她抵達終點時，腳抽筋跌倒，真的是用盡精力的壯舉。

看到她讓我注意到牙齒的問題。最近已經很少看到，以前日本有「塗黑牙齒」的習俗，同時也警戒不可以隨便讓別人看到自己的牙齒。

這到底有何意義呢？我趕緊做實驗。利用五香海苔黏在牙齒上，代替塗黑。做DP實驗，發現DP變為負。露出白皙的牙齒，做出「笑一下！」的樣子時，DP變為正。

對古人的智慧感到驚訝的同時，我突然想到，如果橋本選手把牙齒塗黑後再上場比賽，相信奪得金牌並不是美夢，真覺得遺憾。

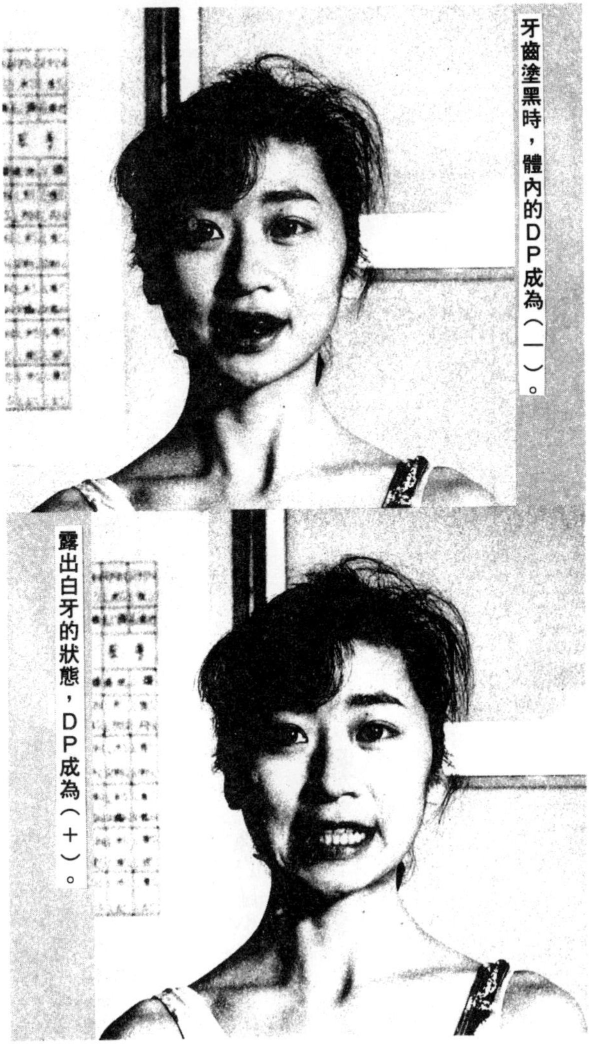
牙齒塗黑時，體內的DP成為（－）。
露出白牙的狀態，DP成為（＋）。

武將的鬍鬚

這幾年，戰國時代的研究成為風潮，NHK的大河劇場之中，伊達政宗、織田信長等相繼登場，這些人的故居也吸引不少的觀光客。

觀察日本歷代的代表性武將容貌，發現他們的鼻下都蓄著鬍鬚。理由何在呢？是為了讓自己看起來更強壯？還是想要模仿蒙古的成吉思汗呢？雖然衆說紛紜，但是在DP檢查中，發現有趣的事情。

準備3×1公分的長方形黑紙代替鬍鬚，將其黏在嘴唇周圍。令人驚訝的是小腿肚DP變為負，亦即變為柔軟。

但是，必須如武將般以中央分開的形態才行。如果像卓別林似的在鼻子下方黏上一字形的鬍子，反而會使DP變為正。

總之，名將們的鬍鬚對其身體有好的影響。他們是否也注意到這一點呢？現在我無法確認，但是他們留鬍鬚，的確能夠得到健康、好運，以及天下。

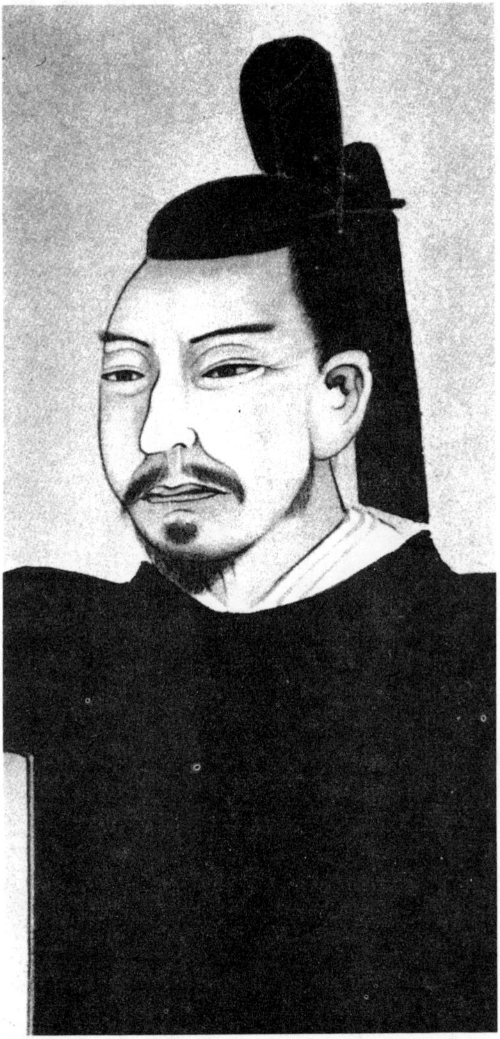

戒指、手環、手錶

據說使用戒指，最古老的時代是古埃及。當時，戒指是為了驅魔的目的。素材既非金也不是銀，是骨等自然物所製。後來到了羅馬時代，戒指成為「婚姻的誓言」，這時，金、銀等昂貴的素材登場。

現在，戒指的素材、形狀變化更是豐富，幾乎所有的手指都能夠配戴。也許難以令人置信，但是裝扮上不可或缺的戒指、手環、項鍊、手錶等，都是造成身體疼痛的要因。

疼痛的原因很多。如果健康體是一百分時，感覺疼痛時則五十分以下。在六十分以內，擁有疼痛原因（例如來自骨盤的疼痛為十分，來自背骨為十分，來自壓力為二十分，總計為四十分）的人，戴上戒指時，戒指為十分，因此會誘發疼痛。總之，原本沒有問題的人，或者是有一些問題者，當配戴飾物時，可能會助長疼痛。

具體而言，無論左右任何一隻手，當拇指戴上戒指時，左腳的ＤＰ變為正。同樣的，食指戴上戒指時，右腳成為正，小指戴上戒指時，左手變為正，中指戴戒指，則右手ＤＰ變為正。此外，無名指戴戒指時，會使手與相反側腳的ＤＰ成為正。例如，左手無名指戴上戒指，則左手與右腳的ＤＰ成為正。

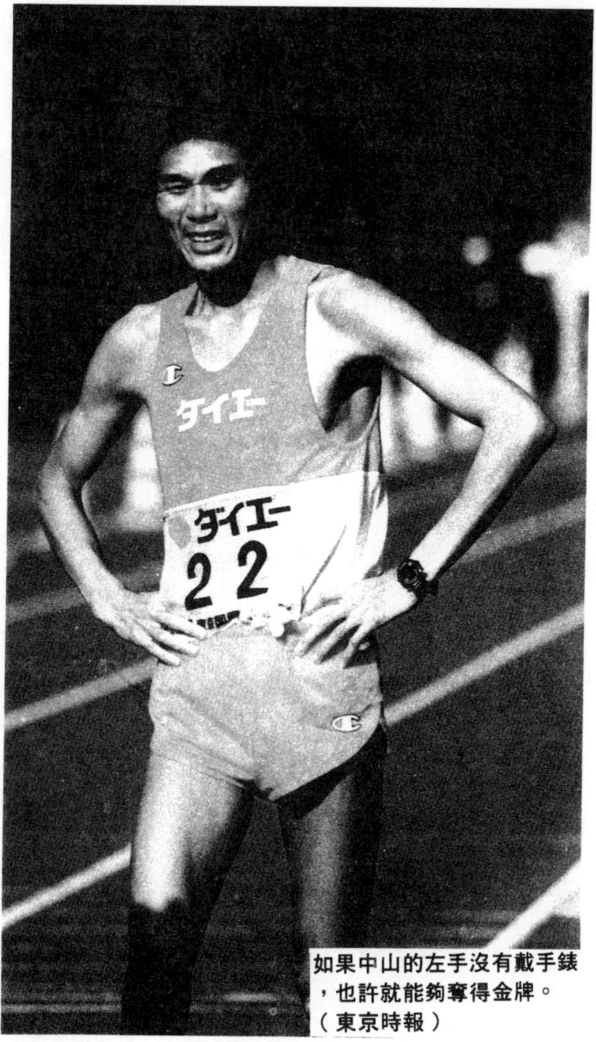

如果中山的左手沒有戴手錶，也許就能夠奪得金牌。（東京時報）

我這麼寫，可能會讓許多讀者擔心是否該把戒指取下。不過，這兒有防制的方法，各位可以安心。

簡單而言，就是只要在戴戒指的指甲上，塗上紅色指甲油即可。也可以用奇異筆塗紅。甚至也可以用畫紅線的方式，只要顏色是紅色的就可以。紅色自古以來，就被認為有「驅魔」的作用。利用DP做檢查，發現在塗抹的瞬間，DP會由正變負。

自古以來，世界各國都有使用指甲油的情形，可能就是知道戒指會造成不良影響，為了防範於未然而想出的方法。

其次就是手錶和手環，配戴這些東西時，會使同側的的身體DP成為正。左手腕戴錶的人，左腳僵硬，因此左小腿肚經常會出現抽筋。

請各位回想在一九九一年東京的世界陸上馬拉松競賽，當時的中山竹通選手。雖然有優勝的希望，結果卻在中途被淘汰了。當時他的左手戴著手錶，對於必須以秒為單位，隨時確認時間的一流馬拉松選手而言，雖然手錶是需要的，可是還是需要謀求一些對策。

呼吸法

關於腹式呼吸，相信各位都知道。正確使用腹式肌肉與橫膈膜的呼吸方法，對身體有益，而且具有鎮定效用。在瑜伽與太極拳中，很自然的就會採用這種呼吸法。

但是，在印度這個佛教國，也有一些珍貴的呼吸法，在此為各位介紹。由一邊的鼻孔吸氣，由另一邊的鼻孔呼氣的呼吸法。也許各位覺得這是一種奇怪的呼吸法。但是利用DP檢查，發現右手壓住右鼻孔，以左鼻孔吸氣，再壓住左鼻孔，以右鼻孔呼氣，進行實驗。

經過幾次呼吸後，發現DP變為負。這時空氣的流動，可能就是我們所提倡的「左轉」形態吧！我們又以相反的方式，右鼻孔吸氣，左鼻孔呼氣實驗，亦即以「右轉」呼吸，結果變成負的DP，再度變為正。

仙人們是如何想出這些呼吸法？他們的教誨真的是「深不可測」。

鬼門、裡鬼門

鬼門、裡鬼門，可能有的人不瞭解。在沒有磁石的時代，認為冷風是「不好的東西」，將冷風吹入的方位稱為「鬼門」。相反的，使這些東西去除的方位，就是「裡鬼門」。

古代人，非常在意鬼門、裡鬼門，尤其是掌權者，對於這個問題特別敏感。例如，德川家康興建江戶城時，就在相當於鬼門方位處，建上野寛永寺。再往前追溯，桓武天皇想到以往短命的都城，因此在興建平安京時，採用當時最好的陰陽師安部晴明，依照其想法在鬼門方位，興建比叡山延暦寺。

現在殘存的建築物之中，也可以發現鬼門、裡鬼門的影響。像京都平安神宮的外壁東北角處，亦即鬼門方位的壁角被去除了。

供奉受桓武天皇重用的安部晴明的京都晴明神社，將五角形的星⬠，稱為「五芒星」，當成封鬼門的禮物銷售。這是來自何人的智慧，我並不清楚。但是在東宮御所東北門，就掛著這個五芒星。

經常會在日本料理店前看到堆起的鹽——「盛鹽」，同樣也有封鬼門的效果。我們利用DP檢查，以北枕的方式，在相當於鬼門的左側放置黑色五芒星，結果DP由正變為負，產生好的結果。相反的，在相當於裡鬼門處，即右腳外側放置五芒星時，DP變為正。使用「盛鹽」來取代五芒星時，也有同樣的效果。

在遙遠的古代，科學尚未發達的時代所想出來的鬼門、裡鬼門，還有為了封鬼門而想出五芒星和盛鹽。這些是我們無法想到的智慧，先人都已經知道了。真的令人佩服。

現在，擁有各種問題的住宅，可以試著將五芒星掛在家中的東北門、窗外，也許能夠防止災禍。

結語

過去、現在、未來——每一瞬間都是來自未來，現在、過去隨著時間消逝了。

森羅萬象——人類除了委身於此之外別無他法。

人無法使時間靜止。從古至今一直追尋不老不死的秘藥，但是卻無任何的發現。即使發現了，也許會因為人口不斷的增加，導致人類的滅亡。

要使時間停止，也會有同樣的結果。

人類就如流逝的河水，從生到死。

有生就有死。

將出生時，新生命在胎內萌芽，然後誕生。接著……，這個循環是生生不息的。

盛者必衰，盛者必滅——。

這是平家物語的開場白之中的著名詞句，有生就有死，這是自古以來的教誨。

即使在科學萬能的今天，仍然有許多無法說明的不可思議現象，這是無庸置疑的事實。

這些都無法以科學的方式，加以解析、說明、理解，所以我們只能夠用不可思議來代表之。

像埃及金字塔中的木乃伊能夠保持乾燥，這種幾近完美的保存狀態而一直殘留到今天。但是以實際的溫度而言，根本不可能保存下來，這也是衆所皆知的事實。在古墳之中，一些刀劍、裝飾品都未腐朽，依然保存著，到底是什麼力量所造成的呢？

如果以童話來做比喻，那就如浦島太郎的百寶箱一樣，也許裡面就是一座皇宮城。打開百寶箱的結果，時間會急迅的進行……，換言之，就是鐘錶的針一直往右轉，結果浦島太郎在瞬間就成為老人。

浦島太郎聽從仙女的建議，一直待在皇宮城，也許就能夠一直享受不老不死的天國生活。

指針從右轉，時間不斷的流逝，時間的經過則意味著老化。單純而言，往左轉就能夠與時間對抗。但是在這世間，要使時間停止是絕對不可能的。不過，我想只要努力左轉，至少能夠稍微延緩老化。

自秦始皇以來，人類不斷追求的「不老不死」的大主題。

要發現其終點是不可能，但是發現與展開「左轉健康法」的理論，並且確立其基礎，藉此擁有全新的治療法，能夠處理現代的不明原因疼痛，真的令我們非常喜悅。

一九九二年度以後，各電視台對於心靈、方位、超能力……等特集製作上下工夫。科學愈發達，人們對於這些無法解明的不可思議現象，愈是關心……。前些日子，某家電視台還播放「鬼門」特別節目。但是，在節目最後，還是只能夠以「生活的智慧」「不可思議」做為最後的結束。

相信各位已經瞭解，以鬼門為例，如本書所說，這並不是生活的智慧。這是非常合乎理論和科學。

以往被視為非科學、迷信的想法，但是事實上完全相反。信不信，在於你——。希望各位能夠了解，只需要跨越小小的範疇，就能夠瞭解到足以採信的觀念。

希望各位能夠利用它去除不幸、病死……。這是最大的幸福。相信本書一定能夠對抗現代各種不明原因的疼痛。

溫故知新——。

龜乃子整骨院院長　龜田　修

大展出版社有限公司	圖書目錄

地址：台北市北投區11204
致遠一路二段12巷1號
郵撥： 0166955～1
電話：(02) 8236031
8236033
傳眞：(02) 8272069

・法律專欄連載・電腦編號 58

台大法學院 法律學系／策劃
法律服務社／編著

①別讓您的權利睡著了[1] 200元
②別讓您的權利睡著了[2] 200元

・秘傳占卜系列・電腦編號 14

①手相術	淺野八郎著	150元
②人相術	淺野八郎著	150元
③西洋占星術	淺野八郎著	150元
④中國神奇占卜	淺野八郎著	150元
⑤夢判斷	淺野八郎著	150元
⑥前世、來世占卜	淺野八郎著	150元
⑦法國式血型學	淺野八郎著	150元
⑧靈感、符咒學	淺野八郎著	150元
⑨紙牌占卜學	淺野八郎著	150元
⑩ＥＳＰ超能力占卜	淺野八郎著	150元
⑪猶太數的秘術	淺野八郎著	150元
⑫新心理測驗	淺野八郎著	160元
⑬塔羅牌預言秘法	淺野八郎著	200元

・趣味心理講座・電腦編號 15

①性格測驗１	探索男與女	淺野八郎著	140元
②性格測驗２	透視人心奧秘	淺野八郎著	140元
③性格測驗３	發現陌生的自己	淺野八郎著	140元
④性格測驗４	發現你的真面目	淺野八郎著	140元
⑤性格測驗５	讓你們吃驚	淺野八郎著	140元
⑥性格測驗６	洞穿心理盲點	淺野八郎著	140元
⑦性格測驗７	探索對方心理	淺野八郎著	140元
⑧性格測驗８	由吃認識自己	淺野八郎著	140元

⑨性格測驗9	戀愛知多少	淺野八郎著	160元
⑩性格測驗10	由裝扮瞭解人心	淺野八郎著	160元
⑪性格測驗11	敲開內心玄機	淺野八郎著	140元
⑫性格測驗12	透視你的未來	淺野八郎著	140元
⑬血型與你的一生		淺野八郎著	160元
⑭趣味推理遊戲		淺野八郎著	160元
⑮行爲語言解析		淺野八郎著	160元

・婦幼天地・電腦編號16

①八萬人減肥成果	黃靜香譯	180元
②三分鐘減肥體操	楊鴻儒譯	150元
③窈窕淑女美髮秘訣	柯素娥譯	130元
④使妳更迷人	成　玉譯	130元
⑤女性的更年期	官舒妍編譯	160元
⑥胎內育兒法	李玉瓊編譯	150元
⑦早產兒袋鼠式護理	唐岱蘭譯	200元
⑧初次懷孕與生產	婦幼天地編譯組	180元
⑨初次育兒12個月	婦幼天地編譯組	180元
⑩斷乳食與幼兒食	婦幼天地編譯組	180元
⑪培養幼兒能力與性向	婦幼天地編譯組	180元
⑫培養幼兒創造力的玩具與遊戲	婦幼天地編譯組	180元
⑬幼兒的症狀與疾病	婦幼天地編譯組	180元
⑭腿部苗條健美法	婦幼天地編譯組	180元
⑮女性腰痛別忽視	婦幼天地編譯組	150元
⑯舒展身心體操術	李玉瓊編譯	130元
⑰三分鐘臉部體操	趙薇妮著	160元
⑱生動的笑容表情術	趙薇妮著	160元
⑲心曠神怡減肥法	川津祐介著	130元
⑳內衣使妳更美麗	陳玄茹譯	130元
㉑瑜伽美姿美容	黃靜香編著	150元
㉒高雅女性裝扮學	陳珮玲譯	180元
㉓蠶糞肌膚美顏法	坂梨秀子著	160元
㉔認識妳的身體	李玉瓊譯	160元
㉕產後恢復苗條體態	居理安・芙萊喬著	200元
㉖正確護髮美容法	山崎伊久江著	180元
㉗安琪拉美姿養生學	安琪拉蘭斯博瑞著	180元
㉘女體性醫學剖析	增田豐著	220元
㉙懷孕與生產剖析	岡部綾子著	180元
㉚斷奶後的健康育兒	東城百合子著	220元
㉛引出孩子幹勁的責罵藝術	多湖輝著	170元

㉜培養孩子獨立的藝術	多湖輝著	170元
㉝子宮肌瘤與卵巢囊腫	陳秀琳編著	180元
㉞下半身減肥法	納他夏・史達賓著	180元
㉟女性自然美容法	吳雅菁編著	180元
㊱再也不發胖	池園悅太郎著	170元
㊲生男生女控制術	中垣勝裕著	220元
㊳使妳的肌膚更亮麗	楊　皓編著	170元
㊴臉部輪廓變美	芝崎義夫著	180元
㊵斑點、皺紋自己治療	高須克彌著	180元
㊶面皰自己治療	伊藤雄康著	180元
㊷隨心所欲瘦身冥想法	原久子著	180元
㊸胎兒革命	鈴木丈織著	180元
㊹NS磁氣平衡法塑造窈窕奇蹟	古屋和江著	180元

・青 春 天 地・電腦編號 17

①A血型與星座	柯素娥編譯	160元
②B血型與星座	柯素娥編譯	160元
③O血型與星座	柯素娥編譯	160元
④AB血型與星座	柯素娥編譯	120元
⑤青春期性教室	呂貴嵐編譯	130元
⑥事半功倍讀書法	王毅希編譯	150元
⑦難解數學破題	宋釗宜編譯	130元
⑧速算解題技巧	宋釗宜編譯	130元
⑨小論文寫作秘訣	林顯茂編譯	120元
⑪中學生野外遊戲	熊谷康編著	120元
⑫恐怖極短篇	柯素娥編譯	130元
⑬恐怖夜話	小毛驢編譯	130元
⑭恐怖幽默短篇	小毛驢編譯	120元
⑮黑色幽默短篇	小毛驢編譯	120元
⑯靈異怪談	小毛驢編譯	130元
⑰錯覺遊戲	小毛驢編譯	130元
⑱整人遊戲	小毛驢編著	150元
⑲有趣的超常識	柯素娥編譯	130元
⑳哦！原來如此	林慶旺編譯	130元
㉑趣味競賽100種	劉名揚編譯	120元
㉒數學謎題入門	宋釗宜編譯	150元
㉓數學謎題解析	宋釗宜編譯	150元
㉔透視男女心理	林慶旺編譯	120元
㉕少女情懷的自白	李桂蘭編譯	120元
㉖由兄弟姊妹看命運	李玉瓊編譯	130元

㉗趣味的科學魔術	林慶旺編譯	150元
㉘趣味的心理實驗室	李燕玲編譯	150元
㉙愛與性心理測驗	小毛驢編譯	130元
㉚刑案推理解謎	小毛驢編譯	130元
㉛偵探常識推理	小毛驢編譯	130元
㉜偵探常識解謎	小毛驢編譯	130元
㉝偵探推理遊戲	小毛驢編譯	130元
㉞趣味的超魔術	廖玉山編著	150元
㉟趣味的珍奇發明	柯素娥編著	150元
㊱登山用具與技巧	陳瑞菊編著	150元

•健 康 天 地• 電腦編號 18

①壓力的預防與治療	柯素娥編譯	130元
②超科學氣的魔力	柯素娥編譯	130元
③尿療法治病的神奇	中尾良一著	130元
④鐵證如山的尿療法奇蹟	廖玉山譯	120元
⑤一日斷食健康法	葉慈容編譯	150元
⑥胃部強健法	陳炳崑譯	120元
⑦癌症早期檢查法	廖松濤譯	160元
⑧老人痴呆症防止法	柯素娥編譯	130元
⑨松葉汁健康飲料	陳麗芬編譯	130元
⑩揉肚臍健康法	永井秋夫著	150元
⑪過勞死、猝死的預防	卓秀貞編譯	130元
⑫高血壓治療與飲食	藤山順豐著	150元
⑬老人看護指南	柯素娥編譯	150元
⑭美容外科淺談	楊啟宏著	150元
⑮美容外科新境界	楊啟宏著	150元
⑯鹽是天然的醫生	西英司郎著	140元
⑰年輕十歲不是夢	梁瑞麟譯	200元
⑱茶料理治百病	桑野和民著	180元
⑲綠茶治病寶典	桑野和民著	150元
⑳杜仲茶養顏減肥法	西田博著	150元
㉑蜂膠驚人療效	瀨長良三郎著	180元
㉒蜂膠治百病	瀨長良三郎著	180元
㉓醫藥與生活	鄭炳全著	180元
㉔鈣長生寶典	落合敏著	180元
㉕大蒜長生寶典	木下繁太郎著	160元
㉖居家自我健康檢查	石川恭三著	160元
㉗永恒的健康人生	李秀鈴譯	200元
㉘大豆卵磷脂長生寶典	劉雪卿譯	150元

㉙芳香療法	梁艾琳譯	160元
㉚醋長生寶典	柯素娥譯	180元
㉛從星座透視健康	席拉・吉蒂斯著	180元
㉜愉悅自在保健學	野本二士夫著	160元
㉝裸睡健康法	丸山淳士等著	160元
㉞糖尿病預防與治療	藤田順豐著	180元
㉟維他命長生寶典	菅原明子著	180元
㊱維他命C新效果	鐘文訓編	150元
㊲手、腳病理按摩	堤芳朗著	160元
㊳AIDS瞭解與預防	彼得塔歇爾著	180元
㊴甲殼質殼聚糖健康法	沈永嘉譯	160元
㊵神經痛預防與治療	木下眞男著	160元
㊶室內身體鍛鍊法	陳炳崑編著	160元
㊷吃出健康藥膳	劉大器編著	180元
㊸自我指壓術	蘇燕謀編著	160元
㊹紅蘿蔔汁斷食療法	李玉瓊編著	150元
㊺洗心術健康秘法	竺翠萍編譯	170元
㊻枇杷葉健康療法	柯素娥編譯	180元
㊼抗衰血癒	楊啟宏著	180元
㊽與癌搏鬥記	逸見政孝著	180元
㊾冬蟲夏草長生寶典	高橋義博著	170元
㊿痔瘡・大腸疾病先端療法	宮島伸宜著	180元
51膠布治癒頑固慢性病	加瀨建造著	180元
52芝麻神奇健康法	小林貞作著	170元
53香煙能防止癡呆?	高田明和著	180元
54穀菜食治癌療法	佐藤成志著	180元
55貼藥健康法	松原英多著	180元
56克服癌症調和道呼吸法	帶津良一著	180元
57Ｂ型肝炎預防與治療	野村喜重郎著	180元
58青春永駐養生導引術	早島正雄著	180元
59改變呼吸法創造健康	原久子著	180元
60荷爾蒙平衡養生秘訣	出村博著	180元
61水美肌健康法	井戶勝富著	170元
62認識食物掌握健康	廖梅珠編著	170元
63痛風劇痛消除法	鈴木吉彥著	180元
64酸莖菌驚人療效	上田明彥著	180元
65大豆卵磷脂治現代病	神津健一著	200元
66時辰療法——危險時刻凌晨4時	呂建強等著	180元
67自然治癒力提升法	帶津良一著	180元
68巧妙的氣保健法	藤平墨子著	180元
69治癒Ｃ型肝炎	熊田博光著	180元

⑩肝臟病預防與治療	劉名揚編著	180元
⑪腰痛平衡療法	荒井政信著	180元
⑫根治多汗症、狐臭	稻葉益巳著	220元
⑬40歲以後的骨質疏鬆症	沈永嘉譯	180元
⑭認識中藥	松下一成著	180元
⑮認識氣的科學	佐佐木茂美著	180元
⑯我戰勝了癌症	安田伸著	180元
⑰斑點是身心的危險信號	中野進著	180元
⑱艾波拉病毒大震撼	玉川重德著	180元
⑲重新還我黑髮	桑名隆一郎著	180元
⑳身體節律與健康	林博史著	180元
㉑生薑治萬病	石原結實著	180元

・實用女性學講座・電腦編號 19

①解讀女性內心世界	島田一男著	150元
②塑造成熟的女性	島田一男著	150元
③女性整體裝扮學	黃靜香編著	180元
④女性應對禮儀	黃靜香編著	180元
⑤女性婚前必修	小野十傳著	200元
⑥徹底瞭解女人	田口二州著	180元
⑦拆穿女性謊言88招	島田一男著	200元
⑧解讀女人心	島田一男著	200元

・校 園 系 列・電腦編號 20

①讀書集中術	多湖輝著	150元
②應考的訣竅	多湖輝著	150元
③輕鬆讀書贏得聯考	多湖輝著	150元
④讀書記憶秘訣	多湖輝著	150元
⑤視力恢復！超速讀術	江錦雲譯	180元
⑥讀書36計	黃柏松編著	180元
⑦驚人的速讀術	鐘文訓編著	170元
⑧學生課業輔導良方	多湖輝著	180元
⑨超速讀超記憶法	廖松濤編著	180元
⑩速算解題技巧	宋釗宜編著	200元
⑪看圖學英文	陳炳崑編著	200元

・實用心理學講座・電腦編號 21

①拆穿欺騙伎倆	多湖輝著	140元

②創造好構想	多湖輝著	140元
③面對面心理術	多湖輝著	160元
④偽裝心理術	多湖輝著	140元
⑤透視人性弱點	多湖輝著	140元
⑥自我表現術	多湖輝著	180元
⑦不可思議的人性心理	多湖輝著	150元
⑧催眠術入門	多湖輝著	150元
⑨責罵部屬的藝術	多湖輝著	150元
⑩精神力	多湖輝著	150元
⑪厚黑說服術	多湖輝著	150元
⑫集中力	多湖輝著	150元
⑬構想力	多湖輝著	150元
⑭深層心理術	多湖輝著	160元
⑮深層語言術	多湖輝著	160元
⑯深層說服術	多湖輝著	180元
⑰掌握潛在心理	多湖輝著	160元
⑱洞悉心理陷阱	多湖輝著	180元
⑲解讀金錢心理	多湖輝著	180元
⑳拆穿語言圈套	多湖輝著	180元
㉑語言的內心玄機	多湖輝著	180元

・超現實心理講座・電腦編號 22

①超意識覺醒法	詹蔚芬編譯	130元
②護摩秘法與人生	劉名揚編譯	130元
③秘法！超級仙術入門	陸　明譯	150元
④給地球人的訊息	柯素娥編著	150元
⑤密教的神通力	劉名揚編著	130元
⑥神秘奇妙的世界	平川陽一著	180元
⑦地球文明的超革命	吳秋嬌譯	200元
⑧力量石的秘密	吳秋嬌譯	180元
⑨超能力的靈異世界	馬小莉譯	200元
⑩逃離地球毀滅的命運	吳秋嬌譯	200元
⑪宇宙與地球終結之謎	南山宏著	200元
⑫驚世奇功揭秘	傅起鳳著	200元
⑬啟發身心潛力心象訓練法	栗田昌裕著	180元
⑭仙道術遁甲法	高藤聰一郎著	220元
⑮神通力的秘密	中岡俊哉著	180元
⑯仙人成仙術	高藤聰一郎著	200元
⑰仙道符咒氣功法	高藤聰一郎著	220元
⑱仙道風水術尋龍法	高藤聰一郎著	200元

⑲仙道奇蹟超幻像	高藤聰一郎著	200元
⑳仙道鍊金術房中法	高藤聰一郎著	200元
㉑奇蹟超醫療治癒難病	深野一幸著	220元
㉒揭開月球的神秘力量	超科學研究會	180元
㉓西藏密教奧義	高藤聰一郎著	250元

・養生保健・電腦編號 23

①醫療養生氣功	黃孝寬著	250元
②中國氣功圖譜	余功保著	230元
③少林醫療氣功精粹	井玉蘭著	250元
④龍形實用氣功	吳大才等著	220元
⑤魚戲增視強身氣功	宮　嬰著	220元
⑥嚴新氣功	前新培金著	250元
⑦道家玄牝氣功	張　章著	200元
⑧仙家秘傳袪病功	李遠國著	160元
⑨少林十大健身功	秦慶豐著	180元
⑩中國自控氣功	張明武著	250元
⑪醫療防癌氣功	黃孝寬著	250元
⑫醫療強身氣功	黃孝寬著	250元
⑬醫療點穴氣功	黃孝寬著	250元
⑭中國八卦如意功	趙維漢著	180元
⑮正宗馬禮堂養氣功	馬禮堂著	420元
⑯秘傳道家筋經內丹功	王慶餘著	280元
⑰三元開慧功	辛桂林著	250元
⑱防癌治癌新氣功	郭　林著	180元
⑲禪定與佛家氣功修煉	劉天君著	200元
⑳顛倒之術	梅自強著	360元
㉑簡明氣功辭典	吳家駿編	360元
㉒八卦三合功	張全亮著	230元
㉓朱砂掌健身養生功	楊　永著	250元
㉔抗老功	陳九鶴著	230元

・社會人智囊・電腦編號 24

①糾紛談判術	清水增三著	160元
②創造關鍵術	淺野八郎著	150元
③觀人術	淺野八郎著	180元
④應急詭辯術	廖英迪編著	160元
⑤天才家學習術	木原武一著	160元
⑥猫型狗式鑑人術	淺野八郎著	180元

⑦逆轉運掌握術	淺野八郎著	180元
⑧人際圓融術	澀谷昌三著	160元
⑨解讀人心術	淺野八郎著	180元
⑩與上司水乳交融術	秋元隆司著	180元
⑪男女心態定律	小田晉著	180元
⑫幽默說話術	林振輝編著	200元
⑬人能信賴幾分	淺野八郎著	180元
⑭我一定能成功	李玉瓊譯	180元
⑮獻給青年的嘉言	陳蒼杰譯	180元
⑯知人、知面、知其心	林振輝編著	180元
⑰塑造堅強的個性	坂上肇著	180元
⑱爲自己而活	佐藤綾子著	180元
⑲未來十年與愉快生活有約	船井幸雄著	180元
⑳超級銷售話術	杜秀卿譯	180元
㉑感性培育術	黃靜香編著	180元
㉒公司新鮮人的禮儀規範	蔡媛惠譯	180元
㉓傑出職員鍛錬術	佐佐木正著	180元
㉔面談獲勝戰略	李芳黛譯	180元
㉕金玉艮言撼人心	森純大著	180元
㉖男女幽默趣典	劉華亭編著	180元
㉗機智說話術	劉華亭編著	180元
㉘心理諮商室	柯素娥譯	180元
㉙如何在公司頭角崢嶸	佐佐木正著	180元
㉚機智應對術	李玉瓊編著	200元
㉛克服低潮艮方	坂野雄二著	180元
㉜智慧型說話技巧	沈永嘉編著	元
㉝記憶力、集中力增進術	廖松濤編著	180元

・精 選 系 列・電腦編號 25

①毛澤東與鄧小平	渡邊利夫等著	280元
②中國大崩裂	江戶介雄著	180元
③台灣・亞洲奇蹟	上村幸治著	220元
④7-ELEVEN高盈收策略	國友隆一著	180元
⑤台灣獨立	森　詠著	200元
⑥迷失中國的末路	江戶雄介著	220元
⑦2000年5月全世界毀滅	紫藤甲子男著	180元
⑧失去鄧小平的中國	小島朋之著	220元
⑨世界史爭議性異人傳	桐生操著	200元
⑩淨化心靈享人生	松濤弘道著	220元
⑪人生心情診斷	賴藤和寛著	220元

⑫中美大決戰	檜山良昭著	220元

・運 動 遊 戲・電腦編號 26

①雙人運動	李玉瓊譯	160元
②愉快的跳繩運動	廖玉山譯	180元
③運動會項目精選	王佑京譯	150元
④肋木運動	廖玉山譯	150元
⑤測力運動	王佑宗譯	150元

・休 閒 娛 樂・電腦編號 27

①海水魚飼養法	田中智浩著	300元
②金魚飼養法	曾雪玫譯	250元
③熱門海水魚	毛利匡明著	480元
④愛犬的教養與訓練	池田好雄著	250元

・銀髮族智慧學・電腦編號 28

①銀髮六十樂逍遙	多湖輝著	170元
②人生六十反年輕	多湖輝著	170元
③六十歲的決斷	多湖輝著	170元

・飲 食 保 健・電腦編號 29

①自己製作健康茶	大海淳著	220元
②好吃、具藥效茶料理	德永睦子著	220元
③改善慢性病健康藥草茶	吳秋嬌譯	200元
④藥酒與健康果菜汁	成玉編著	250元

・家庭醫學保健・電腦編號 30

①女性醫學大全	雨森良彥著	380元
②初爲人父育兒寶典	小瀧周曹著	220元
③性活力強健法	相建華著	220元
④30歲以上的懷孕與生產	李芳黛編著	220元
⑤舒適的女性更年期	野末悅子著	200元
⑥夫妻前戲的技巧	笠井寬司著	200元
⑦病理足穴按摩	金慧明著	220元
⑧爸爸的更年期	河野孝旺著	200元
⑨橡皮帶健康法	山田晶著	200元

⑩33天健美減肥	相建華等著	180元
⑪男性健美入門	孫玉祿編著	180元
⑫強化肝臟秘訣	主婦の友社編	200元
⑬了解藥物副作用	張果馨譯	200元
⑭女性醫學小百科	松山榮吉著	200元
⑮左轉健康秘訣	龜田修等著	200元
⑯實用天然藥物	鄭炳全編著	260元
⑰神秘無痛平衡療法	林宗駛著	180元
⑱膝蓋健康法	張果馨譯	180元

•心 靈 雅 集•電腦編號00

①禪言佛語看人生	松濤弘道著	180元
②禪密教的奧秘	葉逯謙譯	120元
③觀音大法力	田口日勝著	120元
④觀音法力的大功德	田口日勝著	120元
⑤達摩禪106智慧	劉華亭編譯	220元
⑥有趣的佛教研究	葉逯謙編譯	170元
⑦夢的開運法	蕭京凌譯	130元
⑧禪學智慧	柯素娥編譯	130元
⑨女性佛教入門	許俐萍譯	110元
⑩佛像小百科	心靈雅集編譯組	130元
⑪佛教小百科趣談	心靈雅集編譯組	120元
⑫佛教小百科漫談	心靈雅集編譯組	150元
⑬佛教知識小百科	心靈雅集編譯組	150元
⑭佛學名言智慧	松濤弘道著	220元
⑮釋迦名言智慧	松濤弘道著	220元
⑯活人禪	平田精耕著	120元
⑰坐禪入門	柯素娥編譯	150元
⑱現代禪悟	柯素娥編譯	130元
⑲道元禪師語錄	心靈雅集編譯組	130元
⑳佛學經典指南	心靈雅集編譯組	130元
㉑何謂「生」 阿含經	心靈雅集編譯組	150元
㉒一切皆空 般若心經	心靈雅集編譯組	150元
㉓超越迷惘 法句經	心靈雅集編譯組	130元
㉔開拓宇宙觀 華嚴經	心靈雅集編譯組	180元
㉕真實之道 法華經	心靈雅集編譯組	130元
㉖自由自在 涅槃經	心靈雅集編譯組	130元
㉗沈默的教示 維摩經	心靈雅集編譯組	150元
㉘開通心眼 佛語佛戒	心靈雅集編譯組	130元
㉙揭秘寶庫 密教經典	心靈雅集編譯組	180元

㉚坐禪與養生	廖松濤譯	110元
㉛釋尊十戒	柯素娥編譯	120元
㉜佛法與神通	劉欣如編著	120元
㉝悟（正法眼藏的世界）	柯素娥編譯	120元
㉞只管打坐	劉欣如編著	120元
㉟喬答摩・佛陀傳	劉欣如編著	120元
㊱唐玄奘留學記	劉欣如編著	120元
㊲佛教的人生觀	劉欣如編譯	110元
㊳無門關（上卷）	心靈雅集編譯組	150元
㊴無門關（下卷）	心靈雅集編譯組	150元
㊵業的思想	劉欣如編著	130元
㊶佛法難學嗎	劉欣如著	140元
㊷佛法實用嗎	劉欣如著	140元
㊸佛法殊勝嗎	劉欣如著	140元
㊹因果報應法則	李常傳編	180元
㊺佛教醫學的奧秘	劉欣如編著	150元
㊻紅塵絕唱	海　若著	130元
㊼佛教生活風情	洪丕謨、姜玉珍著	220元
㊽行住坐臥有佛法	劉欣如著	160元
㊾起心動念是佛法	劉欣如著	160元
㊿四字禪語	曹洞宗青年會	200元
(51)妙法蓮華經	劉欣如編著	160元
(52)根本佛教與大乘佛教	葉作森編	180元
(53)大乘佛經	定方晟著	180元
(54)須彌山與極樂世界	定方晟著	180元
(55)阿闍世的悟道	定方晟著	180元
(56)金剛經的生活智慧	劉欣如著	180元

・經 營 管 理・電腦編號 01

◎創新經營管理六十六大計（精）	蔡弘文編	780元
①如何獲取生意情報	蘇燕謀譯	110元
②經濟常識問答	蘇燕謀譯	130元
④台灣商戰風雲錄	陳中雄著	120元
⑤推銷大王秘錄	原一平著	180元
⑥新創意・賺大錢	王家成譯	90元
⑦工廠管理新手法	琪　輝著	120元
⑨經營參謀	柯順隆譯	120元
⑩美國實業24小時	柯順隆譯	80元
⑪撼動人心的推銷法	原一平著	150元
⑫高竿經營法	蔡弘文編	120元

⑬如何掌握顧客	柯順隆譯	150元
⑭一等一賺錢策略	蔡弘文編	120元
⑯成功經營妙方	鐘文訓著	120元
⑰一流的管理	蔡弘文編	150元
⑱外國人看中韓經濟	劉華亭譯	150元
⑳突破商場人際學	林振輝編著	90元
㉑無中生有術	琪輝編著	140元
㉒如何使女人打開錢包	林振輝編著	100元
㉓操縱上司術	邑井操著	90元
㉔小公司經營策略	王嘉誠著	160元
㉕成功的會議技巧	鐘文訓編譯	100元
㉖新時代老闆學	黃柏松編著	100元
㉗如何創造商場智囊團	林振輝編譯	150元
㉘十分鐘推銷術	林振輝編譯	180元
㉙五分鐘育才	黃柏松編譯	100元
㉚成功商場戰術	陸明編譯	100元
㉛商場談話技巧	劉華亭編譯	120元
㉜企業帝王學	鐘文訓譯	90元
㉝自我經濟學	廖松濤編譯	100元
㉞一流的經營	陶田生編著	120元
㉟女性職員管理術	王昭國編譯	120元
㊱ＩＢＭ的人事管理	鐘文訓編譯	150元
㊲現代電腦常識	王昭國編譯	150元
㊳電腦管理的危機	鐘文訓編譯	120元
㊴如何發揮廣告效果	王昭國編譯	150元
㊵最新管理技巧	王昭國編譯	150元
㊶一流推銷術	廖松濤編譯	150元
㊷包裝與促銷技巧	王昭國編譯	130元
㊸企業王國指揮塔	松下幸之助著	120元
㊹企業精鋭兵團	松下幸之助著	120元
㊺企業人事管理	松下幸之助著	100元
㊻華僑經商致富術	廖松濤編譯	130元
㊼豐田式銷售技巧	廖松濤編譯	180元
㊽如何掌握銷售技巧	王昭國編著	130元
㊿洞燭機先的經營	鐘文訓編譯	150元
52新世紀的服務業	鐘文訓編譯	100元
53成功的領導者	廖松濤編譯	120元
54女推銷員成功術	李玉瓊編譯	130元
55ＩＢＭ人才培育術	鐘文訓編譯	100元
56企業人自我突破法	黃琪輝編著	150元
58財富開發術	蔡弘文編著	130元

㊾成功的店舖設計	鐘文訓編著	150元
㊿企管回春法	蔡弘文編著	130元
⑫小企業經營指南	鐘文訓編譯	100元
⑬商場致勝名言	鐘文訓編譯	150元
⑭迎接商業新時代	廖松濤編譯	100元
⑯新手股票投資入門	何朝乾　編	200元
⑰上揚股與下跌股	何朝乾編譯	180元
⑱股票速成學	何朝乾編譯	200元
⑲理財與股票投資策略	黃俊豪編著	180元
⑳黃金投資策略	黃俊豪編著	180元
㉑厚黑管理學	廖松濤編譯	180元
㉒股市致勝格言	呂梅莎編譯	180元
㉓透視西武集團	林谷燁編譯	150元
㉖巡迴行銷術	陳蒼杰譯	150元
㉗推銷的魔術	王嘉誠譯	120元
㉘60秒指導部屬	周蓮芬編譯	150元
㉙精銳女推銷員特訓	李玉瓊編譯	130元
㉚企劃、提案、報告圖表的技巧	鄭　汶　譯	180元
㉛海外不動產投資	許達守編譯	150元
㉜八百件的世界策略	李玉瓊譯	150元
㉝服務業品質管理	吳宜芬譯	180元
㉞零庫存銷售	黃東謙編譯	150元
㉟三分鐘推銷管理	劉名揚編譯	150元
㊱推銷大王奮鬥史	原一平著	150元
㊲豐田汽車的生產管理	林谷燁編譯	150元

・成 功 寶 庫・電腦編號 02

①上班族交際術	江森滋著	100元
②拍馬屁訣竅	廖玉山編譯	110元
④聽話的藝術	歐陽輝編譯	110元
⑨求職轉業成功術	陳　義編著	110元
⑩上班族禮儀	廖玉山編著	120元
⑪接近心理學	李玉瓊編著	100元
⑫創造自信的新人生	廖松濤編著	120元
⑭上班族如何出人頭地	廖松濤編著	100元
⑮神奇瞬間瞑想法	廖松濤編譯	100元
⑯人生成功之鑰	楊意苓編著	150元
⑲給企業人的諍言	鐘文訓編著	120元
⑳企業家自律訓練法	陳　義編譯	100元
㉑上班族妖怪學	廖松濤編著	100元

㉒猶太人縱橫世界的奇蹟	孟佑政編著	110元
㉓訪問推銷術	黃静香編著	130元
㉕你是上班族中強者	嚴思圖編著	100元
㉖向失敗挑戰	黃静香編著	100元
㉚成功頓悟100則	蕭京凌編譯	130元
㉛掌握好運100則	蕭京凌編譯	110元
㉜知性幽默	李玉瓊編譯	130元
㉝熟記對方絕招	黃静香編譯	100元
㉞男性成功秘訣	陳蒼杰編譯	130元
㊱業務員成功秘方	李玉瓊編著	120元
㊲察言觀色的技巧	劉華亭編著	180元
㊳一流領導力	施義彥編譯	120元
㊴一流說服力	李玉瓊編著	130元
㊵30秒鐘推銷術	廖松濤編譯	150元
㊶猶太成功商法	周蓮芬編譯	120元
㊷尖端時代行銷策略	陳蒼杰編著	100元
㊸顧客管理學	廖松濤編著	100元
㊹如何使對方說Yes	程　羲編著	150元
㊺如何提高工作效率	劉華亭編著	150元
㊼上班族口才學	楊鴻儒譯	120元
㊽上班族新鮮人須知	程　羲編著	120元
㊾如何左右逢源	程　羲編著	130元
㊿語言的心理戰	多湖輝著	130元
51扣人心弦演說術	劉名揚編著	120元
55性惡企業管理學	陳蒼杰譯	130元
56自我啟發200招	楊鴻儒編著	150元
57做個傑出女職員	劉名揚編著	130元
58靈活的集團營運術	楊鴻儒編著	120元
60個案研究活用法	楊鴻儒編著	130元
61企業教育訓練遊戲	楊鴻儒編著	120元
62管理者的智慧	程　義編譯	130元
63做個佼佼管理者	馬筱莉編譯	130元
66活用佛學於經營	松濤弘道著	150元
67活用禪學於企業	柯素娥編譯	130元
68詭辯的智慧	沈永嘉編譯	150元
69幽默詭辯術	廖玉山編譯	150元
70拿破崙智慧箴言	柯素娥編譯	130元
71自我培育・超越	蕭京凌編譯	150元
74時間即一切	沈永嘉編譯	130元
75自我脫胎換骨	柯素娥譯	150元
76贏在起跑點—人才培育鐵則	楊鴻儒編譯	150元

⑰做一枚活棋	李玉瓊編譯	130元
⑱面試成功戰略	柯素娥編譯	130元
⑲自我介紹與社交禮儀	柯素娥編譯	150元
⑳說NO的技巧	廖玉山編譯	130元
㉑瞬間攻破心防法	廖玉山編譯	120元
㉒改變一生的名言	李玉瓊編譯	130元
㉓性格性向創前程	楊鴻儒編譯	130元
㉔訪問行銷新竅門	廖玉山編譯	150元
㉕無所不達的推銷話術	李玉瓊編譯	150元

•處世智慧•電腦編號03

①如何改變你自己	陸明編譯	120元
⑥靈感成功術	譚繼山編譯	80元
⑧扭轉一生的五分鐘	黃柏松編譯	100元
⑩現代人的詭計	林振輝譯	100元
⑫如何利用你的時間	蘇遠謀譯	80元
⑬口才必勝術	黃柏松編譯	120元
⑭女性的智慧	譚繼山編譯	90元
⑮如何突破孤獨	張文志編譯	80元
⑯人生的體驗	陸明編譯	80元
⑰微笑社交術	張芳明譯	90元
⑱幽默吹牛術	金子登著	90元
⑲攻心說服術	多湖輝著	100元
⑳當機立斷	陸明編譯	70元
㉑勝利者的戰略	宋恩臨編譯	80元
㉒如何交朋友	安紀芳編著	70元
㉓鬥智奇謀（諸葛孔明兵法）	陳炳崑著	70元
㉔慧心良言	亦　奇著	80元
㉕名家慧語	蔡逸鴻主編	90元
㉗稱霸者啟示金言	黃柏松編譯	90元
㉘如何發揮你的潛能	陸明編譯	90元
㉙女人身態語言學	李常傳譯	130元
㉚摸透女人心	張文志譯	90元
㉛現代戀愛秘訣	王家成譯	70元
㉜給女人的悄悄話	妮倩編譯	90元
㉞如何開拓快樂人生	陸明編譯	90元
㉟驚人時間活用法	鐘文訓譯	80元
㊱成功的捷徑	鐘文訓譯	70元
㊲幽默逗笑術	林振輝著	120元
㊳活用血型讀書法	陳炳崑譯	80元

國家圖書館出版品預行編目資料

左轉健康法／龜田修、山根悟著，周碧珠譯
——初版，——臺北市，大展，民86
223面；　　公分——（家庭醫學保健；15）
譯自：左回り健康法則
ISBN 957-557-743-4（平裝）
1. 健康法
411.1　　　　86008579

左轉健康法　　ISBN 957-557-743-4

原 著 者／龜田修、山根悟
編 譯 者／周　碧　珠
發 行 人／蔡　森　明
出 版 者／大展出版社有限公司
社　　址／台北市北投區（石牌）致遠一路二段12巷1號
電　　話／(02) 8236031・8236033
傳　　眞／(02) 8272069
郵政劃撥／0166955－1
登 記 證／局版臺業字第2171號
承 印 者／國順圖書印刷公司
裝　　訂／嶸興裝訂有限公司
排 版 者／千兵企業有限公司
電　　話／(02) 8812643
初版1刷／1997年（民86年） 9月

定　　價／200元

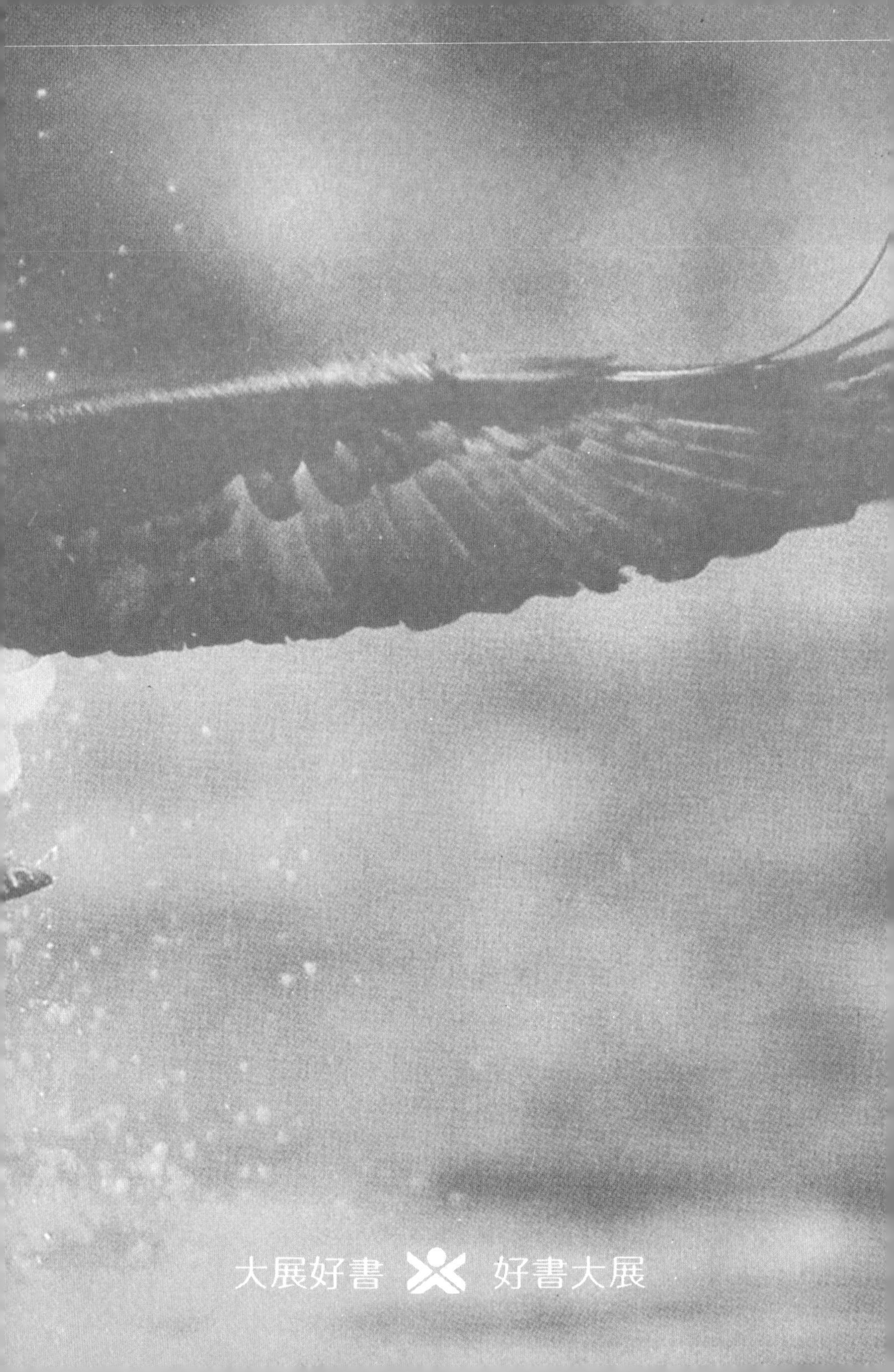
大展好書 好書大展

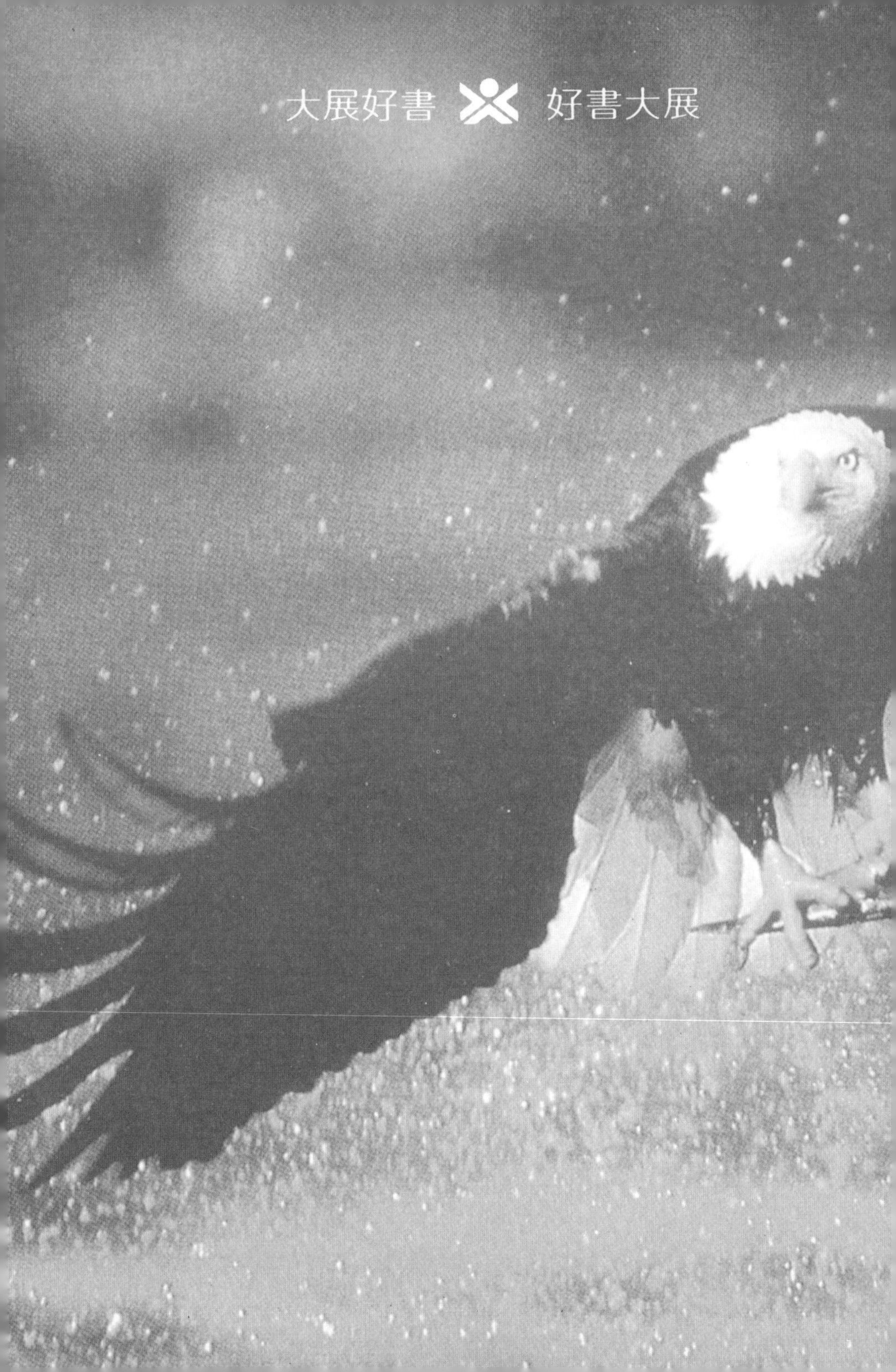
大展好書 好書大展